Título original: *Richtig Schmecken Macht Gesund,* por Diana von Kopp

© 2019. De esta edición Editorial EDAF, S.L.U., por acuerdo con Piper Verlag GmbH, München, Alemania, representados por ACER Agencia Literaria, Calle Amor de Dios, 1, 28014 Madrid, España

© 2019. De la traducción, Roberto Romero

Diseño de la cubierta: Marta Elza

Maquetación y diseño de interior: Diseño y Control Gráfico, S.L.

Editorial Edaf, S.L.U.
Jorge Juan, 68,
28009 Madrid, España
Teléf.: (34) 91 435 82 60
www.edaf.net
edaf@edaf.net

Ediciones Algaba, S.A. de C.V.
Calle 21, Poniente 3323 - Entre la 33 sur y la 35 sur
Colonia Belisario Domínguez
Puebla 72180 México
Telf.: 52 22 22 11 13 87
jaime.breton@edaf.com.mx

Edaf del Plata, S.A.
Chile, 2222
1227 Buenos Aires (Argentina)
edaf4@speedy.com.ar

Edaf Chile, S.A.
Coyancura, 2270, oficina 914, Providencia
Santiago - Chile
comercialedafchile@edafchile.cl

Junio de 2020

ISBN: 978-84-414-4023-4
Depósito legal: M-8311-2020

PRINTED IN SPAIN   IMPRESO EN ESPAÑA

COFÁS

Diana von Kopp

La dieta del sabor

Reeduca tu sentido del gusto
para comer más sano

Traducción de Roberto Romero

www.edaf.net

MADRID - MÉXICO - BUENOS AIRES - SANTIAGO
2020

Índice

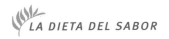

1

Buen gusto

¿Conservas todavía el sentido del gusto?

Si careciésemos de lengua, sería imposible sobrevivir. Nos atiborraríamos de bayas venenosas o beberíamos agua con detergente, o incluso podríamos tragar litros y litros de agua mientras nos bañamos en el mar, hasta destrozarnos los riñones. No sabríamos qué frutas almacenan más energía en forma de azúcares y, probablemente, en lugar de fresas zamparíamos puñados de cerezas agrias. Nos comeríamos las manzanas y ciruelas aún verdes y se nos hincharía el vientre como una vela con viento a favor. La lengua es el órgano que actúa como mediador entre cerebro y estómago. Nos avisa cuándo deberíamos dejar de comer y gracias a ella desayunamos pan en lugar de chocolate a secas. Es la guardiana que vigila la entrada a nuestro organismo y revisa con lupa cada bocado para verificar su calidad, contenido de energía y sus propiedades organolépticas. Nos advierte cuando detecta algún elemento tóxico y nos protege del riesgo de caer en una dieta demasiado uniforme. Eso dice la teoría, al menos. En la práctica, lo que sucede es que realmente hemos perdido el sentido del gusto, entre perritos calientes, alitas de pollo fritas y superalimentos variados.

Ni las espectaculares innovaciones gastronómicas, ni la alta cocina ni los puestos de comida callejera de moda sirven para detener una ola imparable: hace tiempo que nos hemos embarcado en la ruta hacia un gusto

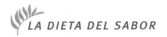

universal. Piensa en los cereales para desayunar. Los supermercados nos ofrecen metros y metros de lineales abarrotados de paquetes coloristas, pero en el fondo las cajas contienen más o menos lo mismo. Las variaciones son escasas y se concentran esencialmente en la textura y los aditivos aromáticos. Las pastas, los bizcochos y los panes del mostrador de la panadería se elaboran mayoritariamente mediante procesos industriales, las carnes y los embutidos se han convertido en productos en serie, de sabor optimizado para satisfacer la demanda masiva. Cada año, dentro de las fronteras de la UE se vierten más de 170 000 toneladas de aromas en las cadenas de producción de alimentos, a veces incurriendo en sobredosis que llegan a multiplicar por 500 la cantidad que sería necesaria. Las empresas del sector alimentario están consiguiendo algo impensable: son capaces de convencer y unir a un abanico de paladares asombroso, que abarca todas las capas sociales, desde los altos ejecutivos que dirigen tales compañías hasta amas de casa. El desconocimiento, por una parte, y la optimización de beneficios a toda costa por la otra se unen para impulsar la tendencia y los engaños a nuestro sentido se vuelven cada vez más pérfido, en ocasiones con apoyo de la política. Un ejemplo de muchos: la isoglucosa, un jarabe obtenido a partir de restos de maíz procesado, comparativamente barato de producir. Desde 2017 está permitido emplear este edulcorante rico en fructosa también dentro de la UE. El problema es que la señal de saciedad que emite nuestro organismo cuando considera que dispone de la glucosa necesaria no funciona con la fructosa. Las grasas trans, elaboradas mediante procesos industriales a partir de aceites vegetales, se introducen en nuestro cuerpo como intrusas, sin ser detectadas por el gusto. Lo mismo sucede con aromatizantes, potenciadores del sabor y emulgentes. De estos últimos ingerimos kilos y kilos al año en nuestra dieta habitual sin percatarnos en absoluto.

Todo esto pinta un panorama complejo. Lo cierto es que la capacidad de degustar alimentos *naturales* se deteriora y embota rápidamente. Es muy habitual que una persona que consume a menudo yogur aromatizado con sabor a fresa no solamente lo prefiera a otras variedades, sino que aca-

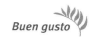

be por considerarlo más natural que un yogur sin sabor añadido. Pasa lo mismo con las pizzas congeladas, las masas preparadas para hornear y las salsas elaboradas, sin olvidar los lácteos y docenas de untables. Desde luego, la oferta parece amplísima, pero ya en el plato, todos esos productos se parecen como hermanos gemelos, aunque procedan de marcas diferentes. La gran diferencia estriba en las cantidades de especias. Es como si vestimos a uno de los bebés gemelos de rosa y al otro de rojo chillón. Michael Pollan nos ofrece este consejo: «No comas nada que venga empaquetado en un envoltorio, ni ningún alimento que no comiesen ya tus bisabuelos». Cuando esos bisabuelos se sentían fatigados, un recurso a su alcance era hervir huesos de vaca y preparar con ellos un caldo reconstituyente. No conocían las vacas de color lila ni los toros rojos, que hoy campan en las estanterías. En la actualidad, las bebidas energéticas enriquecidas con aromatizantes sintéticos nos ofrecen equivalentes artificiales de aminoácidos que en la naturaleza encontraríamos en los testículos de un toro.

Entre nosotros y la naturaleza se ha abierto una brecha colosal y por ella se ha precipitado algo que hemos perdido, llamémosle gusto o instinto. Para recuperarlo, es imprescindible volver a lo natural, hay que volver a utilizar la extensa paleta de hierbas y especias naturales para dar color y potenciar el sabor de los platos. Y con menos calorías, por supuesto, de un modo saludable. Descubrir las especias, aprender a combinarlas y emplearlas de mil formas distintas en la comida es una habilidad fantástica de la humanidad y representa una tradición milenaria. Enfrente tendríamos una verdadera novedad en la historia de la humanidad, que consiste en transformar los restos de carne, huesos y pieles de ave en un producto procesado en serie, aromatizado y texturizado, conocido como nugget de pollo. Una innovación como la de prescindir de la leche para elaborar un queso que, a base de potenciadores de sabor, presente unas propiedades similares a las del alimento original en que se inspira, de alta calidad.

La ausencia de un sentido que permita apreciar la calidad supone un problema social, tal y como afirma el crítico gastronómico más influyente de Alemania, Jürgen Dollase. Escuchemos sus quejas: «Aunque no

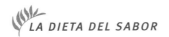

sepamos cocinar y comamos alimentos de la peor calidad, podríamos ser unos candidatos perfectos para presidir el país». Y añade: «Nos gobiernan adictos a los puestos callejeros de patatas fritas», sin asomo de adulación. La insinuación, vendida bajo el pretexto de cercanía al pueblo llano, destaca por ir en contra de todas las recomendaciones sobre nutrición que divulgan médicos y autoridades sanitarias. Los alimentos a nuestra disposición no nos han vuelto más esbeltos, más inteligentes ni más sanos. Pero desde luego, sí han colapsado nuestro sentido del gusto.

Por eso es fundamental que hablemos sobre el gusto y digamos claro que es preciso disfrutar comiendo. Saborear es una de las capacidades que desvelan el altísimo grado de inteligencia de nuestra especie. Conocer y afinar el sentido del gusto equivale a conocernos a nosotros. Dejando esto a un lado, puesto que el gusto es un placer absolutamente sensual, influye directamente sobre la psique y el índice de masa corporal.

Hagamos un pequeño experimento mental. Supongamos que tienes delante un bol lleno de patatas fritas. ¿Cuántas te comerías si estuviesen *sin* sal y *sin* ninguna especia ni saborizante? Probablemente tu respuesta suene a algo así: «Bueno, eso depende». Depende del hambre que tuvieses en ese instante, así que podrías zamparte más o menos según tu apetito. Ahora imaginemos esa misma situación, pero con las patatas fritas bien saladas y sazonadas. ¿Cuántas te comerías *entonces*? Probablemente la respuesta sea muy sencilla. En este caso, ya no depende solamente del hambre, sino de una simple disyuntiva: ¿nos resistimos a la tentación o probamos las patatas, aunque tan solo sea una? Todo lo que venga a continuación caerá por su propio peso. Pero no es casualidad, está calculado. Detrás de esa chip perfecta se esconde el trabajo de ingentes equipos de diseñadores. La verdadera cuestión es esta: ¿cuántos aditivos, aromatizantes y potenciadores de sabor es capaz de soportar nuestro paladar? Piénsalo, ¿no serás una de tantas personas que riegan cualquier plato con una abundante lluvia de sal, sin tan siquiera haberlo probado antes? ¿De esas que no soportan el café si no está endulzado de alguna forma? No son casos aislados, la verdad es que, condicionados por las experiencias vividas, todos padecemos cierto

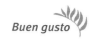
grado de pérdida de la sensibilidad. ¿Carne sin aderezar o marinar? ¿Frutos secos sin sal? ¿Pudin sin emulgentes de ningún tipo, que lo hagan más cremoso? ¿Kétchup sin edulcorantes ni reguladores de acidez? Podríamos continuar con la lista hasta el infinito, debido a la sobrecarga. Resulta que buscamos el genuino sabor de los tomates en esos botes de kétchup y ahí es donde radica el problema. El sabor y el estilo nutricional están interrelacionados y se condicionan mutuamente. Cuando perdemos la capacidad de percibir aromas naturales nos cuesta mucho más modificar y adecuar nuestra dieta. Diversos estudios han demostrado que el sobrepeso, la diabetes y las caries están frecuentemente relacionados con una sensibilidad debilitada a los sabores. La clave no es tanto que nos preocupemos por lo que comemos, sino más bien que nos esforcemos por recuperar el sentido del gusto y aprendamos a apreciarlo. Y ambos son temas que apenas gozan de protagonismo en los debates sobre nutrición. La meta de este libro consiste en cambiar este panorama.

2

¿Qué tipo de sabor soy yo?

La genética también influye en cómo saboreamos

- *¿No te apetece un poco más de jamón?*
- *No, gracias, estoy lleno.*
- *Eso es que no te gusta.*
- *Al contrario, está fantástico, pero ya no puedo más, de veras.*
- *¡María, que no le gusta!*
- *En serio, sí me ha gustado, está riquísimo.*
- *Bueno, entonces, ¿por qué no comes un poquito más?*
- *Vale, está bien, aunque… preferiría un trocito más de queso.*
- *Muy bien. ¿Y un bistec para acompañar?*
- *No, gracias. Por el amor de Dios, de verdad, es que ya no me cabe nada más.*
- *¿Qué pasa, no te gusta?*

En su novela *Maria ihm schmeckt's nicht* (¡María, que no le gusta!), Jan Weiler nos describe una escena de sobremesa típicamente italiana. Pero en realidad, podría suceder en cualquier lugar. El gusto ostenta un papel muy relevante en nuestras vidas, aunque no seamos demasiado conscientes

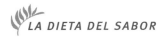
del mismo. Cuando cocinamos para alguien, nuestro objetivo es agradar su paladar. Si alguien se dedica a juguetear con la comida en el plato, sin mucho apetito, lo consideramos mal comedor. Para cualquiera de nosotros, el gusto es un elemento absolutamente íntimo e individual. Acabo de recordar algo que dijo una joven muy atractiva en cierta ocasión. Era parte del público que asistía a la presentación de un libro, alzó la mano y pidió la palabra para plantear esta cuestión: a ella, cuando le preguntaban si algo le gustaba, solía sentir una pizca de vergüenza. «El gusto», afirmó visiblemente emocionada, es algo tan tremendamente íntimo, que «¿cómo se puede responder a eso?». Seamos sinceros, ¿cuándo fue la última vez que contestaste con sinceridad a esa pregunta? Probablemente haya sido en una cena extraordinaria. Porque en la vida cotidiana pocas veces recurrimos a nuestro don para expresar con palabras el *sabor*. Ya sea por vergüenza, por torpeza o simplemente, porque no prestamos atención al comer. Y eso que sí parloteamos sin cesar sobre todos los demás procesos del organismo (sueño, digestión, reproducción), pero cuando se trata de describir experiencias sensoriales como el gusto, enmudecemos. ¿A qué se debe esa timidez? ¿Acaso no hemos aprendido a describir los sabores con palabras? ¿O es que damos por supuesta esa información y no la consideramos importante? Nos dedicamos a analizar pormenorizadamente la dieta y la nutrición, pero no reparamos en *cómo* ingerimos esos alimentos a diario. En relación con el gusto, parece que reaccionamos con un fin específico en mente. Tan solo existen dos categorías: sí o no. Cuando en realidad el gusto es una paleta de colores fastuosamente rica, repleta de matices, tan impredecible e individual como el aspecto y la presentación externos. Cierto es que entre la población existen similitudes y preferencias compartidas, pero nuestro sentido del gusto es único, no hay otro exactamente igual en todo el mundo. Y este factor descansa sobre la genética.

Mientras me documentaba para redactar mi libro *El arte de comer de forma inteligente,* que escribí en colaboración con mi amiga la periodista Melanie Mühl, me llamó la atención un trabajo de investigación realizado en la Universidad de Florida. En dicho estudio, la científica Linda

Bartoshuk describía, por un lado, a personas que aprecian y experimentan las sensaciones asociadas a los alimentos con una intensidad asombrosa, y por otra parte, a quienes apenas notan el sabor de lo que comen. Llegó a la conclusión de que, por fuerza, tienen que existir diferentes tipos de personalidades respecto al gusto, marcadas desde el nacimiento. Me pareció una idea estimulante: que el gusto fuese innato y, por tanto, estuviese condicionado por factores genéticos.

Hasta aquel momento, yo consideraba que saborear era una experiencia hedonista unida al gusto de los alimentos. Un plátano siempre sabe a plátano, como mucho distinguiríamos entre uno verde y otro maduro. Un pedazo de carne sabe a eso, a carne, dependiendo de la preparación, naturalmente. Era consciente de que el brécol sabe amargo, desde luego, pero hasta aquel instante no me había planteado *cómo* de amargo resulta para otra persona. Lo único que tenía claro era que sobre gustos más vale no discutir (aunque lo hagamos constantemente).

Los hallazgos de Bartoshuk abren una nueva dimensión en el panorama del gusto. Por fin existe una teoría razonable que explica el origen de las preferencias gastronómicas más extravagantes o los antojos específicos. Lo que resulta todavía más sorprendente es que esta información permaneciese oculta durante tanto tiempo. Reflexionemos un segundo y pensemos hasta qué punto nos hubiésemos beneficiado de conocer la verdad antes. Recordemos a esos padres que se desesperaban ante las excéntricas preferencias culinarias de sus hijos, a tantas parejas enzarzadas en disputas por cuestiones de gusto o a tantos aficionados a los fogones desolados al escuchar las opiniones de sus comensales.

Si alguien creía que lo sabía todo sobre el gusto, le espera una buena lección. La propia lengua fue un órgano prácticamente desconocido para nosotros durante mucho tiempo. Poco a poco la situación va cambiando, gracias a la labor de pioneros de este campo como Linda Bartoshuk. Ella trabajó con una sustancia amarga denominada propiltiouracilo, o PROB para abreviar. El PROB es un pariente cercano de cierta sustancia química en polvo conocida como feniltiocarbamida

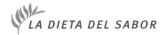
o PTC, la cual había utilizado ya en 1931 el químico estadounidense Arthur Fox para sus experimentos. En el transcurso de sus investigaciones, este último debía confirmar qué partes volátiles del compuesto presentaban un sabor amargo. Sin embargo, el propio Fox en persona no detectó dicho sabor, sino que fueron sus colegas de laboratorio quienes se quejaron del olor acre y molesto que inundaba las instalaciones. Fox preguntó a otros compañeros y fue recopilando comentarios contradictorios sobre el aroma. Lo cual obliga a suponer que las personas que percibían ese sabor amargo disponían de un sensor especial para ello, del cual carecía el resto de los compañeros interpelados. En cualquier caso, Linda Bartoshuk repitió el experimento, para lo cual enfrentó a un grupo de estudiantes a un poco de PROB diluido en agua. También en esta ocasión hubo disparidad de reacciones. Mientras que la mitad de los sujetos participantes afirmaron tras probar el agua que presentaba un sabor amargo, pero no especialmente acentuado, alrededor de una cuarta parte de los miembros del grupo experimentaron algo distinto: percibían un sabor extraordinariamente acre, que haría sonar todas las alarmas. Todavía se registró otra opinión más, defendida por el cuarto restante de los participantes, que no apreciaban ningún matiz diferente al habitual en el líquido, o quizás cierto amargor, pero muy tenue. Los resultados empujaron a la doctora a continuar investigando para hallar la causa y probablemente encontró ayuda en una teoría formulada por el francés Jean Anthelme Brillat-Savarin.

Allá por 1825, el científico galo expuso: «Como se ha mencionado con anterioridad, la percepción del gusto tiene lugar en las papilas gustativas situadas en la lengua. Los estudios han demostrado que no todas las lenguas son iguales. Algunas poseen hasta tres veces más papilas gustativas que otras. Esta circunstancia justificaría que, sentados dos comensales a la misma mesa, uno paladee con agrado un plato mientras su acompañante lo encuentre tan anodino o desagradable que deba esforzarse por tragarlo». También de Brillat-Savarin procede el dicho: «Dime qué comes y te diré quién eres». Si le damos una vuelta, con la misma horma cabe afirmar lo siguiente: dime cuál es tu tipo gustativo y te diré qué comes. Al final resultó que el perfil sensorial de una persona depende de la cantidad de papilas gustativas que tiene en la lengua, pero hubo que esperar a que Linda Bartoshuk lo demostrase empíricamente. Armada con un colorante alimentario azulado y un bastoncillo de algodón, se puso a pintar cuidadosamente las lenguas de quienes tomaban parte en su estudio. En la superficie entonces azulada de las lenguas destacaban en un suave tono rosa las papilas gustativas. En algunas personas, eran multitud de pequeños botoncitos, mientras que otras presentaban apenas un puñado de grandes papilas. Así que Brillat-Savarin tenía razón. La cantidad de papilas gustativas que posee cada individuo constituye un factor decisivo en la sensibilidad al gusto. Quienes disponen de muchas papilas pequeñitas han probado ser más sensibles o propensos a percibir el sabor amargo. En su estudio, Bartoshuk denominó a tales sujetos «supergustadores».

En el lado opuesto figuran los «gustadores nulos», con una sensibilidad mucho menor a los sabores, cuyas lenguas tan solo cuentan con un puñado de papilas en la lengua. Ambos grupos sumaban un número de integrantes similar, equivalente a un cuarto del total para cada uno, aproximadamente. Por tanto, una de cada dos personas está dotada de una cifra media de papilas gustativas, que ronda las 200 por centímetro cuadrado. Estos últimos individuos son «gustadores intermedios» normales y corrientes. En contraste, un supergustador puede acercarse al millar de papilas gustativas por centímetro cuadrado, mientras que los gustadores nulos tan solo reúnen entre 11 y 12 en esa misma superficie. Es como si uno tuviese en su sala de estar una pantalla con una resolución apabullante y una fidelidad de imagen brutal, mientras que el otro tiene que ver cualquier película en un televisor en blanco y negro de 1960, con la imagen pixelada. Para comprender la diferencia abisal que media entre un gustador nulo y un supergustador, Bartoshuk nos sugiere que imaginemos que los segundos viven inmersos en una fantasía de brillantes colores neón y los primeros envueltos en blandos tonos pastel.

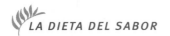

Supergustadores

No todo el mundo es capaz de hincarle el diente a un plato de hortalizas. Para unos son ambrosía pura, para otros, un menú absolutamente insípido o directamente espantoso, sobre todo si el protagonista es el brécol. Mientras salva a Homer Simpson de ahogarse con un pedacito de esta hortaliza, el mismísimo doctor Hibbert nos avisa: «El brócoli es uno de los vegetales más venenosos del planeta, hasta intenta advertirnos con su horrible sabor» (en el capítulo *La casa del árbol del terror* XI).

Entre sus acérrimos enemigos se cuenta incluso el expresidente de los Estados Unidos George W. Bush., quien declaró ante las cámaras que jamás volvería a probarlo en la vida: «I do not like broccoli and I haven't liked it since I was a little kid and my mother made me it. And I am President of the United States and I am not going to eat any more broccoli».

¿Y si existiese un rechazo congénito hacia verduras y hortalizas? ¿Un estímulo que nos predispusiese contra toda clase de vegetales? Esta cuestión se me ocurrió al nacer mi hija, pues me había propuesto criar al bebé más saludable de la Tierra. O sea, alimentado con potitos y papillas preparados artesanalmente. Pero la tarea se reveló como uno de los mayores desafíos que jamás he afrontado. Daba igual que comprase las verduras frescas en un mercado con una materia prima estupenda, que las acompañase de aceite de la mejor calidad y que elaborase un puré cremoso, perfecto, suave como una mascarilla facial. Con un año cumplido, a mi hijita le repugnaba y se resistía con vehemencia a tragarlo. Probablemente queden aún pegotes de todo aquello en nuestra antigua cocina, porque en cuanto lograba que aceptase una cucharadita, tomándose la comida como un divertimento, su boca se transformaba en un volcán que proyectaba nubes de la dichosa crema de verduras. No se trataba de fobia a un alimento nuevo, porque lo engullía sin rechistar, pero en cuanto detectaba el sabor, agitaba la cabeza y todo salía tan rápido como había entrado. Lo curioso es que aquel mismo puré entusiasmaba al hijo de una de mis amigas, que tenía la misma edad que mi pequeña. Él se lo zampaba de buena gana, disfrutando visiblemente, sin parar hasta dejar el tazón o el platito limpio y reluciente. Al mismo tiempo, el retoño de otra amiga se aficionó desde su más tierna infancia a comer pasta sola, sin nada más, a pesar de un sinfín de intentonas y experimentos bienintencionados. Su madre recordaba que, de pequeña, también ella había dado guerra a la hora de comer. Le daba asco todo cuanto fuese cartilaginoso, fofo, grasiento o ácido, pero sobre todo, los sabores amargos, que le parecían espantosos. Vamos, aborrecía casi cualquier cosa que le cayese en el plato. Su abuela se convirtió en su defensora, quizás porque había vivido una experiencia similar en su infancia, según nos contaron. No era «de muy buen comer», como se suele decir.

Basta reflexionar un poco para darnos cuenta de que, a buen seguro, conocemos a alguien con preferencias gastronómicas limitadas. Puede que vivan a base de tostadas con mantequilla o se alimenten *exclusivamente* de patatas fritas y embutidos, o tal vez pasta sin demasiadas salsas.

Tampoco es difícil toparse con grupos familiares con una nutrida representación de supergustadores. Linda Bartoshuk nos diría que esa familia en cuestión porta y comparte un gen responsable de tal facultad.

La sensibilidad más o menos aguda frente a las sustancias aromáticas se transmite de una generación a otra. Tras ello se oculta un artificio evolutivo, un mecanismo que favorece la supervivencia. Existen biotopos donde intentar identificar una nueva fuente de nutrición supone correr riesgos letales. No por culpa del brécol, que es relativamente inofensivo, sino debido a la presencia de plantas realmente tóxicas, peligrosas incluso si se ingieren en dosis mínimas: los frutos de la belladona, las bayas del regaliz americano o la nuez vómica, por ejemplo. La flora lleva millones de años protegiéndose de plagas y parásitos mediante la producción de sustancias venenosas de sabor amargo, que actúan como protectores naturales y previenen que los insectos se alimenten de las plantas.

Ahora bien, no todo lo que presenta un sabor amargo es tóxico. De hecho, en dosis apropiadas, hasta puede tener propiedades curativas.

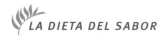
Científicos de la Universidad Estatal de Ohio han descubierto que el brécol y las coles de Bruselas estimulan la síntesis de una sustancia anticancerígena en nuestro organismo, el indol-3-carbinol (I3C), capaz de detener la proliferación de las células cancerosas. También contienen sulforafano, que defiende nuestra dermis de las quemaduras solares y así combate el envejecimiento prematuro, ya que favorece la producción de determinadas proteínas en las células de la piel. La lista de compuestos de origen vegetal amargos es larguísima. Pensemos en los taninos y flavonoides, especialmente abundantes en especies vegetales que deben sobrevivir en condiciones ambientales extremas (frío, calor acusado, incendios frecuentes, sequías, tormentas o suelos prácticamente estériles). Todas esas circunstancias externas empujan a la planta a sintetizar sustancias protectoras. Los taninos son bien conocidos por su regusto amargo y su célebre regusto amargo. Ya los conocerás por haberlos detectado en el vino tinto o en el té negro. Otra sustancia más es el resveratrol, encargado de proteger a las plantas frente a los efectos dañinos de la radiación solar intensa. En nuestro organismo defiende a las células de agresiones ambientales, virus, microbios y bacterias, fortalece el corazón y tiene efectos antiinflamatorios. El resveratrol pertenece a los polifenoles. El ginkgo, las granadas, los membrillos y también las coles (sobre todo el brécol) aportan cantidades notables del mismo. De hecho, su sabor amargo subraya sus propiedades saludables. Ya lo afirmó Nietzsche: «Lo que no nos mata, nos hace más fuertes».

Llevaba razón, pues cuando un elemento potencialmente dañino tiene propiedades curativas, la ciencia habla de «hormesis» (que deriva del griego, donde significa «estímulo»). En dosis modestas, las toxinas someten a nuestras células a condiciones de estrés moderadas. Como respuesta, las células no sucumben, sino que se refuerzan. Se origina una especie de endurecimiento, como cuando nos acostumbramos a bañarnos en agua helada o aprendemos a soportar la sauna. Con el ejercicio físico y el deporte o con los ayunos sucede algo equiparable: las reacciones de estrés provocan que las células se rearmen para lidiar con situaciones parecidas en el futuro. Es posible que el principio de la hormesis sea el principal responsable de los beneficios saludables que nos aportan frutas y verduras. De todas formas, de poco sirve que nos atiborremos de ellas. Piénsalo bien, tampoco dedicas diez horas diarias a cocerte en la sauna, por muy sana que sea. Aunque nos inflemos a litros y litros de *smoothies* de col rizada, eso no garantiza ningún milagro para la salud. Respecto a los copos de avena, es verdad que *pueden* reducir realmente nuestro nivel de colesterol, pero embarcarnos en una dieta que conste de cinco tomas diarias de gachas de avena y nada más es una idea atroz, aburridísima desde el punto de vista gastronómico y sin justificación posible en cuanto a la salud. Olvídate de ese adagio que reza que «cuanto más coma, más salud». En realidad, todo depende de la dosis.

Mark Mattson es un neurocientífico que investiga el proceso de envejecimiento y ha representado gráficamente cómo se comportan las sustancias con acción hormética, plasmándolo por medio de una curva de dos fases, que compara los efectos fisiológicos con las dosis respectivas (véase «Primero bien, luego mal»). Dicha curva corre, en primer lugar, por un área calificada como «efecto beneficioso», la cual indica que consumir una cantidad pequeña o moderada de esa sustancia vegetal conlleva efectos benéficos para la salud. Pero a medida que aumenta la dosis ingerida, la línea entra en otra área, bautizada como «efecto perjudicial», que refleja el incremento de la toxicidad que lleva aparejado. Mattson nos propone las nueces del Brasil como ejemplo. Estos frutos contienen un oligoelemento llamado selenio. En cantidades bajas, tiene el potencial de reducir el riesgo de sufrir enfermedades cardiovasculares, pues estimula la actividad de una enzima que combate esas dolencias. Pero si consumimos grandes dosis de selenio, tiene un efecto tóxico agudo, que afecta al hígado y a los pulmones. ¿Y si una lengua sensible fuese un recurso útil para identificar exactamente *esa curva crítica*, que no debemos superar para que el efecto de las sustancias ingeridas sea positivo? Algunas regiones de África todavía están pobladas por tribus dotadas de una acusada sensibilidad a los sabores. La genetista Sarah Tishkoff investigó a miembros de

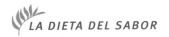

varias tribus de pastores que residen en Camerún y Kenia para analizar su capacidad para degustar alimentos y descubrió siete expresiones distintas de un mismo gen (TAS2R38), del que tan solo se tenía constancia de dos expresiones en Europa y Asia. Por lo visto, la sensibilidad al gusto es una herramienta muy útil para que los nómadas se adapten a las variaciones de la oferta alimentaria con que se enfrentan al cambiar de un biotopo a otro. Los descendientes de los nómadas y cazadores-recolectores podrían haber conservado esa extraordinaria sensibilidad hasta hoy. Desde luego, en la actualidad ya no resulta tan útil poseer la lengua de un exquisito catador, ya que nuestra alimentación está más que probada en materia de seguridad. Ya no es preciso averiguar si las lechugas o las zanahorias son comestibles, pero aún existen supergustadores cuyo sentido del gusto está tan desarrollado que incluso las verduras más suaves al paladar les resultan excesivamente fuertes. Las coles de Bruselas, la achicoria, las endivias o las espinacas les suponen una auténtica tortura. O al menos, eso sucede en primera instancia... pues aquí está la clave: con tiempo, son perfectamente capaces de adaptarse y acostumbrarse a esos sabores. El aprendizaje positivo surge a partir de una presentación repetida, que les permite amoldarse al estímulo y encajarlo, de modo que cada vez lo perciben más débil.

Su extraordinaria capacidad supone una notoria ventaja para los super-gustadores, en varios ámbitos. Evidentemente, quienes reaccionan especialmente bien a las sustancias amargas presentes en los alimentos tienen el don de detectar incluso cantidades mínimas de moléculas bacterianas dañinas. Eso habilita al sistema inmunitario para reaccionar sin tardanza ante una invasión bacteriana; por ejemplo, activando las alertas y la secreción de fluidos. El resto de la población no pone en marcha tales mecanismos hasta que no detecta una presencia de las mismas moléculas perjudiciales 100 veces mayor, según explican los científicos responsables de un estudio publicado en el *Journal of Clinical Investigation*. En palabras de Noam Cohen, especialista de la Universidad de Pennsylvania en Filadelfia, y de sus colegas: «Los resultados de nuestro trabajo indican

en sangre. Toda persona que incluya frutas, hortalizas y verduras en su dieta diaria se aprovecha de estas ventajas. Ahora bien, ser un gustador nulo tampoco equivale automáticamente a tener un paladar amante de las verduras. De hecho, lo más corriente es que este grupo de la población pueble su menú con carnes sazonadas o en salsa, alimentos grasos y platos dulces. Esa preferencia por la comida grasa, dulzona y de sabor potenciado mediante especias, sal y otros aditivos puede desembocar en problemas de salud. Hasta aquí, ninguna novedad. Pero esta es la otra cara de la moneda: está claro que los gustadores nulos tienen dificultades para determinar correctamente cuál es el contenido en grasas de los alimentos, aunque sea efectuar una mera aproximación, lo cual puede conducirlos al sobreconsumo. Esa misma norma es válida para alcohol y tabaco: de acuerdo con las tendencias registradas, suelen ser más consumidos entre las personas gustadoras nulas, en comparación con los supergustadores, que rechazan el aroma amargo de la nicotina.

Ciertas enfermedades típicas del mundo desarrollado, como la diabetes, los trastornos cardiovasculares, la caries y las afecciones de las vías respiratorias son más comunes entre los gustadores nulos. Esto demuestra cuál es la verdadera importancia de entrenar nuestro sentido del gusto. Aprender a saborear nos pone en camino hacia una vida más sana. De hecho, muchos programas concebidos para tratar el sobrepeso incorporan ejercicios para practicar la capacidad de reaccionar con más sensibilidad ante los elementos que conforman nuestra nutrición. A su vez, eso requiere que dediquemos tiempo a disfrutar de la comida.

En la década de los 70 del siglo xx, Ron Ramsay, de la Universidad de Ámsterdam, desarrolló un entrenamiento del sentido del gusto como terapia. La idea subyacente era esta: todo está permitido, da igual si se trata de un filete empanado, una onza de chocolate o un bizcocho. La única condición obligatoria es disfrutar comiendo. El permiso para disfrutar debería relajar la forma en que abordamos los alimentos, pero también favorecer que comamos sin prisas y siendo conscientes de lo que hacemos. De hecho, sí parece que prestar atención al placer modifica la conducta alimentaria.

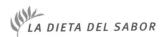

En un mismo período de tiempo, se consumen menos calorías y las señales que emite el organismo para indicar que nos hemos saciado tras unos 15 minutos tienden a percibirse a tiempo y sin problemas.

Debido a su apertura de miras, en comparación con los gustadores intermedios, los gustadores nulos poseen un talento fantástico para disfrutar. Solo falta que lo apliquen. Tal vez sean los descendientes de una tribu sedentaria, de raíces fijas, que hubo de conformarse con los recursos comestibles que halló en su entorno inmediato. Nada de ponerse caprichoso, todo lo contrario, más valía ingeniárselas para comer. ¿Y si aderezamos el huevo duro del desayuno con mostaza, salsa de soja y mantequilla? ¿Por qué no? Tampoco descartarían la opción «agridulce», como combinar una tostada con mermelada acompañándola de pepinillos en vinagre. Y a quien no le guste… que se aguante. Desde luego, los gustadores nulos nunca dejan de sorprendernos con su fantasía a la hora de aventurarse con nuevos platos y preparaciones. La única trampa en la que un gustador nulo podría caer es la de los aditivos que realzan el sabor, especias y demás. A largo plazo, los aromas artificiales y los potenciadores de sabor acaban por entumecer el sentido del gusto. Si tú también perteneces a esta clase de paladares extraordinarios, te recomiendo que incorpores a tu dieta hierbas aromáticas y especias de origen natural. La variedad es enorme y también comprende intensificadores de sabor que te harán cosquillas en la lengua, como la pimienta de Sichuán, por ejemplo, tan incisiva que te dejará la lengua casi dormida durante un ratito. Quién sabe, igual hasta te inspiras para reinterpretar el concepto «agripicante».

TEST: ·

¿Cuál es tu perfil de degustación?

Vamos a contar cuántas papilas gustativas tienes. Esto es cuanto necesitas: colorante alimentario azul, 1 bastoncillo de algodón, 1 arandela de las que se usan en las hojas para archivadores, 1 pinzas, 1 lupa.

Vamos allá: 1. Con la ayuda del bastoncillo empapado en colorante alimentario, píntate el primer tercio de la lengua, desde la punta. 2. Ponte la arandela sobre la lengua, presionando un poco. 3. Ahora con la lupa y un espejo, cuenta las papilas gustativas de color rosado que destacarán en relieve. Un consejo: puedes hacer una foto y luego contar las papilas tranquilamente o realizar el test por parejas para hacer el recuento más cómodo.

Valoración		
Cantidad de papilas	**Perfil de gusto**	**Porcentaje de la población**
Menos de 15	Gustador nulo	25 %
15-35	Gustador intermedio	50 %
Más de 35	Supergustador	25 %

Especialistas en amargo

Cuidado, no hay que confundir a los supergustadores con quienes perciben el sabor amargo con una potencia extraordinaria. Un equipo de investigación del Instituto Alemán de Nutrición de Potsdam-Rehbrücke, dirigido por Wolfgang Meyerhof, descubrió que cada sustancia amarga concreta puede provocar reacciones distintas. En los humanos, la información genética que codifica la forma y funcionalidad de los receptores del sabor amargo está distribuida en 25 genes distintos. Uno de ellos es el TASR-38, a quien ya hemos presentado. El rasgo excepcional del TASR-38 es que, en ese punto de la cadena del ADN, la secuencia de bases presenta ligeras variaciones. Por tanto, el receptor del TASR-38 adopta diversas formas: una detecta las sustancias amargas, la otra no. Una de cada cuatro personas carece del gen más sensible, con lo cual serían equiparables al perfil «gustador nulo» que propuso Bartoshuk.

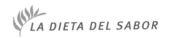

Cada uno de los 25 genes responsables de percibir el sabor amargo es responsable de grupos distintos de sustancias amargas. Por ejemplo, hay otro receptor, el TASR-46, que reacciona ante el principio tóxico de la nuez del Brasil (la estricnina) y también detecta el cloranfenicol, la nota amarga típica que percibimos al tomar antibióticos. Otro receptor, el TASR-14, se activa al detectar la tuyona del vermut, del romero y la salvia.

Por tanto, percibir el amargor no tiene tanto que ver con la cantidad de botones sensoriales que tengamos en la lengua, sino más bien con el polimorfismo genético de los receptores. Así que existen excepciones de gustadores nulos que, a pesar de sus limitaciones, son sensibles a sustancias amargas. Y también supergustadores incapaces de percibir ciertos elementos. Tanto para supergustadores como para quienes perciben extraordinariamente el amargor, la cuestión es esta: ¿es posible burlar a sus genes? Y si lo es, ¿cómo? En otras palabras, ¿cómo deben proceder los cocineros en adelante para enfrentarse a paladares sensibles e insensibles?

¿Y qué hago si mis platos no le gustan a nadie?

Imaginemos una cena típica, una reunión de amigos. Te pones a cocinar y preparas recetas sin lácteos para los veganos, sin frutos secos para los alérgicos, sin gluten para todos. Si a alguien no le gusta el pescado, lo eliminamos de su menú. Si el problema es la carne, también prescindimos de ella, la sustituimos por berenjenas. O algo así. Todo eso, naturalmente, con un tremendo esfuerzo, siempre pensando en agradarles. Sazonas todos los ingredientes hasta tener la seguridad de que todo encaja. Aun así, pones en la mesa un salero y un pimentero, más por cortesía que por tu propia inseguridad. Incluso los acompañas con salsa de soja y otras especias.

Y entonces salta la sorpresa. Para uno de los comensales, todo está demasiado picante, otro echa en falta una pizca más de sal, la salsa barbacoa pasa de mano en mano... mientras tú te preguntas en silencio dónde habrás metido la pata.

La respuesta es «nada», nada en absoluto. Esa ausencia de sabor deriva principalmente de los genes de tus invitados, más que de tu mayor o menor destreza en los fogones.

Desde luego, el gusto puede ser una cuestión cultural y la educación, las costumbres y el entorno también influyen. Sin olvidar la conversación, el ambiente en la mesa ni el color de los platos o la música de fondo, que también inciden sobre la experiencia gustativa. Pero el componente genético del gusto es fundamental, tan esencial como las vitaminas en las verduras. Sí, la lengua es un órgano relativamente pequeño y modesto, pero ejerce una influencia poderosísima en la convivencia. Imagínate que en la próxima cena de amigos solo pudieses satisfacer a uno de cada dos invitados.

Precisamente *debido* a que la capacidad de percibir sabores está condicionada genéticamente, los comedores de paladar caprichoso no están confinados en las guarderías. Están por todas partes, incluso en las cantinas de las grandes empresas y fábricas o en los restaurantes distinguidos con diversos galardones. Ahora bien, también hay buenas noticias: el gusto es una habilidad que es factible ejercitar y perfeccionar. A lo largo de este libro te enseñaré una serie de métodos sorprendentemente sencillos para afilar tu sentido del gusto y lograr que tus platos sean más apetitosos para los demás.

Olvídate de esa obligación de hacerlo bien para contentar a todos. Al menos, cuando se trate de cocinar para grupos variopintos. Dejando a un lado todas las intolerancias y alergias, será imposible poner de acuerdo a todos los comensales sobre el gusto. O al menos, tan difícil como reconciliar los puntos de vista de un vegano y una carnívora. Eso sí, recuerda comprar vino, porque como bien dijo Charles Baudelaire con sus preciosas palabras, «El vino transforma al topo en águila».

3

¿Cómo funciona el sentido del gusto?

La lengua: un órgano inteligente y muy rebelde

Tal vez la lengua más irreverente que se me ocurre sea la de Albert Einstein. Todos hemos visto la foto: se tomó justo cuando abandonaba la fiesta celebrada con motivo de su 72° cumpleaños, ya bien entrada la noche. Probablemente no le gustó verse rodeado por los paparazzi apostados a la puerta, así que hundió la cabeza entre los hombros y salió disparado hacia la limusina que lo esperaba. Pero uno de los fotógrafos que lo seguían logró interceptarlo para sacarle una instantánea, ante lo cual, no dudó un instante en burlarse sacando a su vez la lengua. Y el momento quedó inmortalizado. Sus guedejas canas desordenadas, los ojos abiertos de par en par y la lengua burlona se convirtieron así en la imagen simbólica de uno de los físicos más eminentes de nuestra era.

Por otra parte, además de transmitir rebeldía, la lengua también es capaz de asomarse para servir de estímulo, como bien demostró la modelo Cara Delevigne. Desde el inicio de su carrera tuvo las cosas claras: sacar la lengua ocuparía el lugar de la sonrisa. Y no es una idea infundada, ni mucho menos, pues hay buenos motivos para sacar a nuestra amiga rosa de su cueva. En el panorama científico hace tiempo

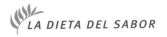
que ha escalado posiciones hasta convertirse en una estrella. En los últimos años se ha producido una explosión del número de estudios dedicados al sentido del gusto. Los hallazgos son impresionantes. Como muestra, un botón: resulta que los genes influyen sobre los sabores que percibimos. La alimentación de las madres deja una impronta clara sobre la descendencia y el entrenamiento del gusto comienza en el seno materno. Las dietas alteran las preferencias sobre sabores, el estrés provoca que el dulce se perciba con menor intensidad. Cuando bebemos agua mineral, nos causa el mismo efecto que un entrante ácido y estimula el apetito. Qué comemos, qué evitamos, cómo vivimos e incluso cuántos años: la lengua nos podría proporcionar información sobre todos estos aspectos. Es un órgano inteligente y ocupa un lugar de paso obligado, así que ya va siendo hora de que nos detengamos y la examinemos al detalle.

La anatomía de la lengua

Si la observamos, lo que se aprecia es un paisaje fascinante, cubierto de suaves colinas, profundos surcos y bordes escarpados, poblado por superficies relucientes y valles cubiertos por una espesa capa blanquecina de saburra. Pero el accidente topográfico más destacado son unas abruptas elevaciones de delicados tonos rosa, las papilas gustativas. Ya hemos citado antes la regla de oro; cuanto más abunden, más aguda será la percepción del gusto. Si la lengua está un poco impregnada, como suele suceder tras beber leche, se las puede ver a simple vista. En ocasiones, debido a alguna infección, se enrojecen e incluso se hinchan, saltando aún más a la vista. Pero normalmente son más bien pequeñitas y discretas.

Si las observamos con ayuda de un microscopio, la forma de algunas de esas elevaciones recuerda a los hongos, mientras que otras parecen los pistilos de una flor, las raíces de la hierba o una sucesión de hojas de papel. De ahí que les hayamos asignado denominaciones ligadas a su aspecto:

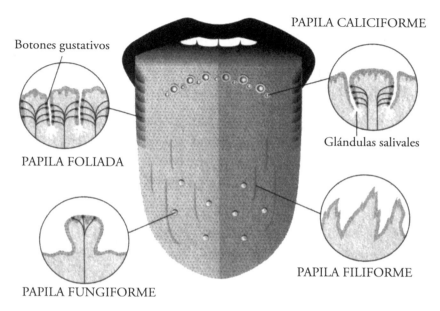

Lengua con papilas gustativas visibles.

papilas fungiformes, caliciformes o circunvaladas, filiformes y foliadas, respectivamente. Son como una familia de especialistas, que se ubican preferentemente en regiones donde hay trabajo de sobra para su especialidad concreta. En el caso de las papilas fungiformes, que actúan como una especie de predegustadoras, se encuentran fundamentalmente en el área delantera y media de la lengua, sobre las zonas más expuestas. Justamente las partes de la lengua que empleamos para probar con precaución un alimento desconocido. Se reparten por un área extensa, pero en comparación con otras, está escasamente poblada. La podríamos comparar con la estampa de las afueras de una ciudad, con casitas unifamiliares separadas por jardines, dado que guardan cierta separación entre papila y papila. Incluso poseen algo similar a los aspersores de riego, concretamente unas

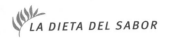

glándulas que se encargan de mantener el ambiente húmedo. Esto es importante, pues el líquido actúa como aglutinante para las moléculas del sabor. Aquellas personas que tengan la boca seca por problemas de edad, estrés o porque acaban de fatigarse haciendo deporte, notarán que perciben peor los sabores.

Las papilas foliadas también cuentan con sus propios aspersores, aunque están más apiñadas en su zona, más densamente poblada. Se sitúan como casas adosadas, conformando una especie de barrera en los bordes de la parte posterior de la lengua. Cabe la posibilidad de que algún sabor esquive las papilas fungiformes y pase desapercibido entre ellas, pero para esa contingencia están sus hermanas foliadas, responsables de que ninguna molécula de sabor se escape sin haberla examinado para verificar que es digerible. La última línea de defensa ante esa posibilidad la conforman las papilas circunvaladas o caliciformes. Son especialmente grandes, más que sus hermanas, como si se tratase de altos bloques de viviendas, dispuestos en formación de V que atraviesa la raíz de la lengua como una bandada de aves migratorias. Se encuentran precisamente bajo el velo del paladar y la úvula (también llamada campanilla). Se trata de una ubicación delicada, por eso cuenta con una red de vigilancia particularmente densa. Si se detecta algún problema, las papilas circunvaladas cumplen su papel de vigilantes y hacen sonar la alarma, para ordenar que la sustancia tóxica o desagradable detectada se expulse de inmediato. Eso sucede gracias a un reflejo de vómito o náusea. Seguramente, los lectores de más edad recordarán el amarguísimo sabor de algún medicamento que tuvieron que tomar de pequeños. Actualmente, los jarabes antitusivos suelen estar edulcorados o suavizados con ingredientes artificiales cuya misión consiste en bloquear los receptores del amargor, para evitar que se nos cierre la garganta por acto reflejo. Las notas ácidas también pueden estimular ese reflejo, pensemos si no en lo que sucede si bebemos leche cortada, por ejemplo.

Es preciso señalar la distinción técnica que separa este reflejo del que nos hace escupir el hueso de una cereza. Este último no lo detectamos por su sabor, sino por su tamaño. Y de captar este tipo de señales se encargan las papilas filiformes, que palpan y analizan minuciosamente los materiales que les llegan para excluir aquellos que sean demasiado voluminosos o inapropiados y amenacen con atragantarnos. Tan solo permiten que accedan al esófago alimentos blandos, maleables y bien ensalivados. Por supuesto, también cometen errores alguna que otra vez, pero precisamente esos fallos ayudan a que las mismas papilas filiformes agudicen su sensibilidad para, en el futuro, detectar el material o la forma que ha originado problemas. Así nos protegen del riesgo que suponen los cartílagos o las fibras rígidas y cortantes que conforman el corazón de una manzana. El examen de los materiales comienza ya en la propia punta de la lengua y finaliza en la raíz del mismo órgano. Las papilas filiformes han dispuesto una red robusta y en constante intercomunicación, que se extiende por toda la lengua. Comunican los resultados de sus análisis al centro de mando, emplazado en el cerebro. Antes de que corramos peligro de tragarnos una espina de pescado, las papilas filiformes dan la voz de alarma y ordenan que la lengua se retuerza para examinar los elementos que componen el bolo alimenticio escrupulosamente, hasta localizar al culpable y escupirlo. Estas papilas se dejan llevar por las emociones: saltan de alegría cuando las sorprendemos con la agradable sensación del chocolate al fundirse, con el cosquilleo de las burbujas de un vino espumoso o con la esponjosa textura de una mousse de chocolate. Cuando detectan el crujir de una baguette recién horneada o de la piel del pollo frito, o incluso al sentir cómo se deshace el solomillo más tierno, gritan presa del júbilo: «¡Más, queremos más!». Ahora bien, cuando resulta que la textura de algún alimento no encaja con sus patrones, son excepcionalmente testarudas.

En realidad, cuando algo «no sabe bien», suele tener más que ver con la textura de lo que creemos. Una baguette seca tras pasar tres días en la alacena sigue contando con los mismos ingredientes, pero está muy lejos de ser la delicia que salió del horno. Un filete de solomillo mal cocinado resulta correoso y no será ni la mitad de agradable al paladar.

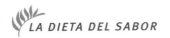

¿Y qué haces cuando te topas con algo que no sabe bien? Disfrazarlo con salsas o darle un toque más de sal, ¿a que sí? Pues resulta que los productores de alimentos preparados también aplican ese mismo método. Nunca suelen trabajar con ingredientes básicos fresquísimos, sino con ingredientes que ya se han sometido a diversos procesos. Las salsas, los aromatizantes, la sal y el azúcar tienen por finalidad engañar a nuestra lengua para que acepte una textura marchita. O sea, que se oculta intencionadamente el auténtico sabor de un plato. En el siglo XVI, el cocinero del general francés Henri de la Tour d'Auvergne llevó la manía de las salsas a su máxima expresión. De acuerdo con las crónicas, le sirvió a tan destacado comensal un ragú elaborado a partir de un exquisito guante de piel. Desde luego, debió de ir acompañado de una salsa francamente fabulosa.

Las papilas filiformes son muy, pero que muy exigentes. Sienten predilección por sensaciones táctiles más cremosas que grumosas, más tiernas que correosas. Si se encuentran con algo demasiado abultado o cartilaginoso, lo rechazarán. En cambio, aceptan de buen grado los productos frescos, junto con la carga natural de vitaminas que aportan. Deberíamos darles las gracias y aprender a escucharlas. No solo nos guían hacia los alimentos más sanos, sino que nos ponen en buen camino para disfrutar comiendo. El gourmet y erudito francés Paul Reboux nos dejó escritas cientos de recetas. Una de ellas describía un plato compuesto por ingredientes de lo más corriente: rodajas de patata, lechuga y un aliño cremoso con guarnición de zanahorias y pieles de naranja cocidas. Suena simplón, la verdad, si no fuera porque da instrucciones de cortar la guarnición «en hebras finas como la pinocha». Un pequeño artificio que obliga a prestar atención al degustar el resultado: ¿eso era naranja o zanahoria? «No me interesa la compota de arañas, el ragú de murciélagos ni los lagartos al gratén», confesó Reboux. «A mí lo único que me importa es poner patas arriba la relación tradicional que combina ciertos alimentos con otros en la cocina. Mi misión consiste en que delicioso e inesperado se den la mano».

¿Cómo prefieres los tomates? ¿En dados, en rodajas, en cuartos o rallados? ¿Y la salsa, con tropezones o finísima? Cuando los tomates «no saben a nada», es mucho más común de lo que pensamos que se deba a la forma en que los hemos preparado y, por tanto, a la textura. Cambiar el modo de preparar un alimento puede provocar accidentalmente que comencemos a apreciarlos. La cocina francesa tiene fama porque trata con sumo respeto las texturas. Cuanto más pequeños sean los trozos en que se pica una hortaliza o una fruta, más aromas liberará. Una vez, en pleno verano, en un bistró parisino me sirvieron una ensalada de tomate maravillosa, fresquísima, elaborada cortando los tomates en daditos minúsculos. También llevaba cáscara de limón picada en trocitos parecidos y hojas de albahaca. La ensalada más deliciosa que os podáis imaginar. Emularla me costó varios intentos y tuve que buscar un cuchillo bien afilado. Desde entonces, mi ensalada de tomate *à la française* es el plato estrella de las cenas cuando aprieta el calor veraniego. Eso sí, es imprescindible que los tomates estén maduros de verdad, besados por el sol.

La textura, una megatendencia

¿Te gusta cocinar, te consideras *foodie* o regentas un restaurante? Pues presta atención, ¡las texturas son la megatendencia más novedosa! Las vajillas de colores y los garabatos de salsas variadas han pasado a la historia. Al menos así lo afirma un análisis actual de *big data* de la Base de datos global de nuevos productos (Global New Products Database o GNPD) realizado por la agencia Mintel, especialista en *marketing* y análisis. Según explica el informe, la textura potencia la estimulación de los sentidos, permite ofrecer experiencias inusuales y, por último, pero no menos importante, da mucho que hablar en las redes sociales.

La tendencia táctil «Textura», detectada en 2019, sucede a la tendencia visual «Color» del año 2017. Tras el protagonismo de la cúrcuma, el té matcha, la remolacha y el carbón activo con sus intensas coloracio-

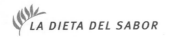

nes y su potencial para estimularnos en el plano óptico, ahora causan furor las esferificaciones, la pulpa, las fibras vegetales y las sensaciones cremosas y burbujeantes, con un espacio reservado incluso a las más gelatinosas. El productor Oreo ha llegado a diseñar para el mercado estadounidense una edición limitada de sus gallegas con «fuegos artificiales». En ella, el relleno tradicional de crema blanca va acompañado de pequeñas bolitas rojas y azules que estallan en la boca. Desde hace unos meses, en Alemania podemos encontrar una variante con doble de crema. Y en Australia, pensando especialmente en los adolescentes, más predispuestos por naturaleza a salirse de lo común y probar nuevas experiencias, se ha concebido la Fanta Jelly, un curioso refresco. Antes de abrir la lata, las instrucciones aconsejan agitarla diez veces para «despertar el meneo». Y ese «meneo» es una textura gelatinosa y viscosa que recuerda a los ectoplasmas de los Cazafantasmas. Conviene tener en cuenta que ese toque viscoso y espeso pretende activar un fenómeno neurológico de relajación denominado respuesta sensorial meridiana autónoma o ASMR (Autonomous Sensory Meridian Responde). Se manifiesta como un escalofrío de bienestar que relampaguea por la espina dorsal y nos provoca un placentero hormigueo en la cabeza. Hay quien lo califica de orgasmo craneal.

Sensaciones en boca, texturas y palabras para describirlas

Crujiente, terso, suave, almibarado, blando, fofo, tierno, cremoso, mantecoso, esponjoso, espumoso, fino, delicado, meloso, ligero, carnoso, burbujeante, chispeante, chasqueante, crepitante, fundente, pulposo, jugoso, maduro, pastoso, apelmazado, granuloso, de grano fino, de grano grueso, desmigajado, terroso, fresco, frío, helado, templado, tibio, cálido, caliente, ardiente, abrasador, picante, agudo, cortante, correoso, duro, fibroso, coriáceo, pesado, seco, reseco, revenido, áspero, estropajoso, tosco, basto, astringente, acre, espinoso, aterciopelado, sedoso, lanudo, mustio, acartonado, pringoso, viscoso, pegajoso, estropajoso.

botones gustativos que nadie, en torno a 10 000. A los 40 años tan solo queda la mitad de ellos y a los 70, apenas una décima parte. El gusto es un privilegio, así que saboréalo antes de que sea demasiado tarde.

El mecanismo básico: llave y cerradura

Las células gustativas nos informan sobre si el helado de chocolate lleva entre sus ingredientes elementos dulzones o ligeramente amargos, incluso si tiene algún toque salado, porque quizás nos lo tomemos en verano y es posible que alguna gotita de sudor haya llegado a nuestros labios. Gracias a su estructura tan particular, cada célula gustativa tiene la posibilidad de reaccionar con precisión ante las distintas moléculas. Como si se tratase de una llave o una tarjeta electrónica, cada una de ellas abre un canal iónico en la célula. Las moléculas ácidas y saladas lo hacen directamente, mientras que todas las demás (dulces, amargas y umami) activan una proteína llave (la gustducina) del grupo de las proteínas G, que a su vez abre los canales iónicos asociados. Hasta la fecha se han identificado alrededor de un millar de proteínas G, que conforman un mecanismo de lo más interesante. Se encuentran en las membranas celulares, es decir, en las paredes exteriores, y sirven como puerta para comunicar el interior de la célula con el ambiente que la rodea. Por tanto, funcionan como agentes intermediarios o porteros. Sin ellas, el acceso a la célula gustativa queda bloqueado.

Las moléculas que transmiten el gusto no son las únicas que activan las proteínas G. Entre otros elementos, también hay muchos medicamentos que emplean este canal de comunicación para penetrar en la célula e introducir sus sustancias activas allí. El estudio de las células G ha sido objeto ya de dos premios Nobel. El primero fue el Premio Nobel de Medicina concedido en 1994 a los investigadores estadounidenses Martin Rodbell y Alfred Gilman. En 2012 se distinguió con el Premio Nobel en Química a Robert J. Lefkowitz y Brian K. Kobilka. Los receptores acoplados a las proteínas G constituyen una de las clases de proteínas más relevantes del

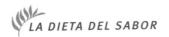

organismo, presentes prácticamente en todos aquellos lugares donde es preciso transmitir señales a una célula, ya se trate de una hormona, una señal luminosa en los ojos o un estímulo sensorial (gusto) en la lengua. Lo cierto es que el organismo humano no deja nada al azar; se trata de un sofisticadísimo sistema de intercambios entre miles de millones de células. Cada una incorpora sus pequeños receptores para detectar los influjos del exterior y reaccionar en consecuencia.

Así es como funciona en detalle: en cuanto una hormona u otra molécula (por ejemplo, una molécula del gusto) se topa con el receptor asociado a la proteína G, este emite la señal que notifica al interior de la célula que en su superficie exterior se ha encajado una molécula apropiada. Como resultado, se alteran los potenciales eléctricos en la membrana celular exterior. Normalmente, en el interior de las células sensoriales (y también de las nerviosas) impera una carga eléctrica negativa respecto al entorno exterior. Pero cuando se abren los canales iónicos en la membrana celular, estos permiten que los iones positivos penetren en la célula. Justamente eso sucede en este instante. Cuando la carga eléctrica de la pared celular cambia, la célula sensorial recibe el impulso para segregar una sustancia que actuará como mensajera. Las células nerviosas se ocupan de captar este mensajero químico o neurotransmisor. A su vez, transforman la señal química en un impulso eléctrico, que reenvían al cerebro. Basta una sola molécula del mensajero original para generar una reacción clara en la célula, así que el sistema es muy, muy sensible.

Hasta aquí, la teoría. En la práctica, las proteínas G explican multitud de fenómenos. Por ejemplo, el porqué de la alegría que desata la cerveza (que no solo deriva del contenido en alcohol). La cebada malteada contiene un sustancia llamada hordenina, que se dirige sin demora a los receptores acoplados a proteínas G. Estos reconocen la hordenina y abren paso al interior de la célula. A continuación, sucede una secuencia de reacciones químicas y eléctricas concatenadas que provoca la activación en el cerebro de los receptores de la dopamina, un neurotransmisor antidepresivo. Como resultado, con cada trago de cerveza estallan nuevas sensaciones de felicidad, originadas por un ingrediente natural. La persona que la consume no es consciente de todo este complejo mecanismo, tan solo piensa en el siguiente traguito y en esa sensación de bienestar, que la acompaña como un amigo fiel.

Cabe señalar que la hordenina se descubrió por casualidad. El equipo dirigido por Thomas Sommer, químico especialista en alimentación de la Universidad de Erlangen-Núremberg estaba investigando una serie de diversos componentes de los alimentos, 13 000 en total y precisamente la hordenina destacó con claridad, pues era la más activa frente al receptor de dopamina D2. La misma hordenina está disponible también sin alcohol, en todas las bebidas elaboradas con cebada malteada y también en las cervezas sin alcohol. Si buscas malta de cebada pura, la encontrarás en herboristerías y tiendas de nutrición naturista. Es un buen complemento para redondear aliños para ensalada, aderezar sopas y, quién sabe, tal vez para aportar una pizca de alegría. Dicho sea de paso, Isabel II de Inglaterra lleva defendiendo décadas las bondades de tomarse un vasito de *barleywater* por las mañanas: ¡agua de cebada! En este caso, se trata de una mezcla de cebada natural hervida y mezclada con agua, aromatizada con unas gotas de zumo de limón y miel. El agua de cebada en minerales y oligoelementos, pero al parecer, también es una fuente de juventud.

La transmisión de los estímulos: el eje lengua-cerebro

Siguiendo el mismo principio al que obedece la hordenina, las moléculas responsables del gusto amargo, dulce y umami se acoplan a sus respectivos receptores con proteínas G. Como ya he explicado, las células gustativas que detectan el salado y el ácido son algo diferentes, pues en su caso el canal iónico se abre solo, sin ayuda de ningún guardián. Al penetrar los iones se altera la carga eléctrica de la célula. Se parece a una fiesta de cumpleaños, pues en cuanto llegan los invitados, la energía que vibra en ese lugar cambia de repente. Las células gustativas experimentan una

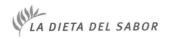

excitación similar cuando les llegan las moléculas que esperaban. A través de sinapsis y de fibras nerviosas eferentes, retransmiten la estimulación y se la comunican al órgano central responsable de la coordinación, el cerebro. Siempre y cuando los tres nervios principales que transmiten la información sobre el gusto desde la boca hasta el encéfalo estén en condiciones de funcionar sin problemas. Pero no siempre es así: pensemos en las visitas al dentista y en la anestesia que nos aplican. Es bastante frecuente que nos deje los bordes laterales de la lengua entumecidos y, por tanto, propensos a percibir peor el gusto. Esto se debe a que, además de bloquear la transmisión de la sensación de dolor, la anestesia también corta el paso aparte de las sensaciones gustativas. En realidad, todavía percibimos el dolor y el gusto, pero sencillamente, el medicamento nos ha desconectado temporalmente el hilo que unía los receptores al cerebro y este se queda a oscuras, sin esa información. Esa interrupción de la comunicación es fantástica cuando se trata de arreglar algún problema en la dentadura, pero por lo que respecta al gusto, no es más que un efecto secundario algo molesto. Salvo si siempre sentiste curiosidad por probar el zumo de alcachofas. Te recomiendo que lo hagas nada más salir de la consulta del dentista, mientras aún tengas la lengua adormilada.

¿Qué pasa con el gusto amargo?

Volvamos a los casos más normales y a la transmisión de estímulos al cerebro. Suponiendo que la percepción y la comunicación se desarrollan sin impedimentos, los impulsos eléctricos alcanzarán la oficina central. O sea, el cerebro. Una vez allí, no se dedican a desatar un estallido de fuegos artificiales aleatorio, sino que se encaminan a dos regiones muy concretas. Una de ellas situada directamente en el tronco encefálico, donde se controlan sistemas esenciales para mantener con vida el organismo, como la respiración, la circulación sanguínea, los reflejos y la digestión. En relación con el gusto, destacan el reflejo de atragantamiento, el reflejo de la deglución y el reflejo de extrusión (sacar la lengua). Hay que tomar una les, estímulos visuales y auditivos, pero también emociones, información lingüística y estímulos placenteros. El córtex gustativo no solo reacciona cuando lo estimulan las células gustativas, sino también por la estimulación mecánica de la lengua (por ejemplo, con el cosquilleo de las burbujas de ácido carbónico) y por las temperaturas percibidas dentro de la boca.

En el córtex cerebral se recolecta toda la información esencial para inspeccionar los alimentos. Y los sentimientos también desempeñan un importante papel. Estos se procesan en el sistema límbico, en la amígdala cerebral, que los neurocientíficos consideran el centro regulador de las emociones. No es mala descripción; al fin y al cabo, todos sabemos por experiencia propia que los sentimientos te pueden arruinar el gusto. ¿Apetito o asco? ¿Amor u odio? ¿Rechazo o entusiasmo? Los resultados del examen sensorial de la lengua siempre van acompañados de una valoración emocional, sea consciente o inconsciente. Este nexo es de lo más sensato. Se encarga de que nos esforcemos al máximo para conseguir y consumir alimentos ricos en aporte energético, pues así estaremos bien nutridos para buscar la siguiente comida. En aquellos lugares donde escaseaba y todavía escasea, este mecanismo salva vidas, pues moviliza fuerzas para recorrer kilómetros de sendas pedregosas hasta encontrar la siguiente fuente de alimentos. Esta reliquia motivacional, que data de la Edad de Piedra, todavía funciona hoy como un reloj suizo, aunque hayamos inventado el reparto a domicilio y los establecimientos *drive-in* de comida para llevar. Basta que nos imaginemos una comida determinada para que saquemos fuerzas de flaqueza, de una manera insospechada, para ponernos en camino hacia el plato deseado. Y lo mismo ocurre para evitar ingerir ciertas comidas que ansiamos evitar a toda costa. Por ejemplo, si sospechamos que nos arriesgamos a sufrir una intoxicación.

Ahora bien, esa intoxicación también puede amenazarnos en una ensalada que no se haya lavado bien o en forma de una porción de piña comprada en un puesto callejero en plenas vacaciones. Si la reacción corporal es suficientemente grave e intensa, podría condicionarnos de por vida, predisponiéndonos contra las ensaladas o la piña. El psicólogo

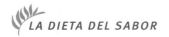

Martin Seligmann se zampó un solomillo con salsa bearnesa justo antes de padecer una gastroenteritis. Aunque sabía que la causa de sus náuseas era otra, a partir de entonces sintió auténtica repugnancia ante la consabida salsa, un malestar que pasó a la historia bautizado como «síndrome de la salsa bearnesa». O sea, que un solo accidente gastronómico fue suficiente para desencadenar una antipatía más que persistente. Los investigadores que estudian el gusto denominan a este fenómeno *one trial learning* o «aprendizaje de una sola prueba». Las aversiones aparecen a la velocidad del rayo, pero tardan muchísimo en desaparecer. Si hay algo que no le guste a «Limbi» (me he permitido tomar prestado del autor Werner Tiki Küstenmacher este mote cariñoso para el sistema límbico), no atraviesa la barrera de los labios, por muy sano que sea. Si al ver unas deliciosas albón-digas Limbi recuerda de inmediato las desagradables pelotas gomosas del comedor escolar, bañadas en una salsa plasticosa, será casi imposible lograr que cambie de opinión. A no ser que un hambre atroz lo obligue a superar ese desagrado. O quizás lo consiga con la ayuda de un sentimiento aún más fuerte: el amor. Cuando nos enamoramos, somos mucho más valientes. Se debe a la abundancia de la oxitocina, la hormona que engrasa las relaciones sociales, que se segrega también al amamantar a un bebé o al experimentar un contacto corporal delicado (incluso al acariciar a un animal). Bajo los efectos de esta hormona, somos más confiados y abiertos a nuevas experiencias. Aumenta la motivación de correr riesgos. Tal vez merezca la pena poner en marcha un programa antimanías de la mano de nuestro ser más querido (o querida) para aprender a valorar platos y alimentos contra los cuales sufrimos un condicionamiento negativo. De hecho, mientras comemos en compañía, el nivel de oxitocina en el cerebro se incrementa de forma constatable.

Ahora bien, con o sin amor, hay personas que aborrecen tanto el brécol que no tocará su paladar más que un instante. Su reacción parece una película rebobinada y el resultado no servirá para gran cosa, salvo tal vez de comida para peces. Las palabras «emotio» y «emovere» son términos latinos relacionados entre sí, ambas designan movimientos hacia afuera.

Los puntos fuertes del sistema límbico consisten en garantizar una defensa rápida o un ataque potente. Naturalmente, no todas las expresiones de disgusto ante un plato lleno están justificadas. Pero es fundamental disponer de un mecanismo que reaccione veloz mediante reflejos para defendernos; eso no convierte a nuestro amigo Limbi en una diva caprichosa. También responde a los estímulos positivos: si reconocemos su valía y su valor, si lo cubrimos de alabanzas y le prometemos belleza, juventud y lozanía, tendremos a Limbi comiendo de nuestras manos. Literalmente.

Dado el carácter impulsivo y susceptible de Limbi, se halla siempre sometido al control de nuestro raciocinio. Y este último, como instancia jerárquicamente superior, está alojado en la corteza cerebral. Es el órgano encargado de regular los impulsos para actuar y seguir conductas concretas. Bajo su gobierno incluso es posible aprender a apreciar el sabor amargo y esquivar los alimentos más azucarados. Aunque es cierto que nuestro sentido común no siempre atiende a razones y también emite sentencias distorsionadas, que se dan con más frecuencia cuando entran en escena otras personas. Por ejemplo, tendemos a fiarnos demasiado rápido de lo que nos cuentan. Si un culturista aparece en un anuncio de Instagram glosando las bondades de un batido proteínico, nos parece digno de confianza. Nuestra intuición supone que ese batido contribuirá a que ganemos musculatura. También aceptamos de entrada a esa actriz que proclama las virtudes de la dieta vegana, es tan guapa que nos convence de inmediato. Probablemente no parezca diez años más joven debido al veganismo (eso si es que de verdad lo cumple a rajatabla), sino que sea resultado de una pequeña ayuda en forma de Photoshop. Por desgracia, aunque valga más que mil palabras, una imagen dice muy poco sobre causas y consecuencias. Del mismo modo, las variedades de muesli con contenido en azúcar reducido no equivalen a menos calorías y los productos con envases de color verde no siempre son un plus para la salud.

Con todo, en comparación con nuestro amigo Limbi, el sentido común o raciocinio tiene una ventaja decisiva: es capaz de frenar los impulsos. Piensa en alguien que, tras engullir cuatro bolas de helado, aún tendría

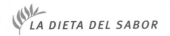

hueco para la quinta. Por eso es tan beneficioso tener de nuestro lado a esa parte de la corteza cerebral situada justo detrás de la frente. Sin un buen control de impulsos, nos limitaríamos a obedecer a los instintos naturales. Y en lo que respecta a la comida, eso significa ingerir tantas calorías como sea posible en el menor espacio de tiempo, evitando los alimentos crudos y repitiendo comidas siempre que sea posible. Suena como si acudir diariamente al puesto callejero de perritos calientes fuese una idea perfectamente válida y sensata, al menos desde la perspectiva química del cerebro. Los alimentos con aporte calórico elevado nos pueden crear una adicción y esas calorías actúan sobre Limbi como una verdadera droga. Sobre todo, si el azúcar y las grasas están combinados en una proporción de 50/35, como sucede en las patatas fritas, la tarta de queso y la crema de cacao con avellanas. De hecho, las adicciones al azúcar, a la carne y a la sal constituyen los motivos más comunes para las enfermedades metabólicas relacionadas con la alimentación. Si careciésemos de la acción reguladora de la corteza cerebral, Limbi nos llevaría sin rodeos a caer en la trampa de los atracones. Nos daríamos uno tras otro. Cuando a las ratas de laboratorio se les ofrece acceso ilimitado a alimentos ricos en calorías (tocino, salchichitas y pastelitos de queso), no interrumpen sus banquetes ni aunque se las amenace con una descarga eléctrica. Este fenómeno se denomina «hiperfagia hedonista» y tan solo la corteza cerebral puede ponerle freno. O sea, que es la instancia superior de control de la consciencia quien se ocupa de que nos comportemos con moderación.

Siempre y cuando ninguna otra tarea desvíe su atención, claro está. Créeme, a mí también me gustaría disfrutar de un buen pedazo de tarta al mismo tiempo que leo un artículo interesantísimo. Pero me resulta imposible. A ver, desde el punto de vista técnico, sí que soy perfectamente capaz de seguir comiendo mientras hago otras cosas. Pero en ese caso es preciso llegar a un compromiso y renunciar al gusto y al cuidado de la figura. Cuando picoteamos algo mientras nos ocupamos de otra cosa, comemos más y disfrutamos menos. Todo eso que comemos mientras deambulamos de un lado para otro, sin sentarnos, en el tren o en el coche, mientras leemos el periódico o vemos una serie, mientras trabajamos con el ordenador o hablamos por teléfono, se queda a medias, en el mejor de los casos. En el peor, nuestra conciencia se olvida por completo de las calorías que así hemos consumido a lo largo del día. Las otras tareas que desempeñamos simultáneamente no solo impiden que percibamos las señales de saciedad, sino que también embotan la percepción del gusto. Dos científicas holandesas, Reine van der Wal y Lotte van Dillen, decidieron investigar cómo funciona ese desvío de atención sobre las células gustativas. Así que diseñaron un experimento donde los participantes debían resolver problemas de lógica. Por ejemplo, recordar números de siete cifras o combinaciones de letras, o bien memorizar números y cifras. Al mismo tiempo probaban dos líquidos con concentraciones distintas de zumo de limón ácido o jarabe de granada dulce y tenían ante sí para picotear dos variedades de galletitas cracker con mantequilla, unas saladas y otras no. Al terminar, los sujetos debían indicar en una escala de uno a siete cómo de dulces, salados o ácidos les habían parecido los aperitivos. Los resultados coincidieron con lo esperado: cuando tenían que esforzarse en memorizar números grandes, de muchas cifras, mientras comían y bebían, asignaban al sabor una intensidad mucho menor. Y lo hacían en las tres variedades de gusto posibles.

Otros dos tests pusieron de relieve que este efecto atenuador tiene consecuencias. En el primero, las psicólogas observaron cuántas galletitas con mantequilla saladas o no consumían los participantes mientras resolvían los problemas fáciles o los difíciles. Resultado: cuando estamos distraídos pensando en otra cosa, automáticamente consumimos porciones mayores y preferimos los sabores más intensos. Obligados a resolver problemas sencillos, tan solo el 45 % aproximadamente de las galletitas consumidas eran con mantequilla salada. Pero ese porcentaje ascendía hasta el entorno del 60 % si los participantes afrontaban una tarea más difícil. En cambio, el cambio de escenario no provocó cambios en el consumo de galletitas sin sal. Las científicas concluyeron que, para compensar el gusto atenuado de la sal debido a la distracción, de forma inconsciente tomamos más sal.

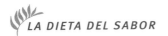

Así que quien aspire a reducir su consumo de sal, azúcar o grasas, debería prestar atención en primer lugar a sus hábitos alimentarios: prestar atención al comer ahorra calorías.

CONSEJO: ·

Deberías disfrutar con los cinco sentidos al menos una de las tres principales comidas diarias. Y cuando no quede más remedio que acudir a una comida de negocios, recuerda lo que dicen en Francia: para hablar de negocios, mejor esperar «entre la poire et le fromage», o sea, ni una palabra hasta que estéis ya entre el postre y el queso. Lo mejor sería respetar esta regla también en la vida privada, así que guárdate las preguntas por las notas escolares o el reparto de las tareas domésticas hasta ese momento. Se trata de comer juntos, no de celebrar una conferencia.

· ·

Por muy bien que la corteza cerebral funcione como instancia de control bajo circunstancias normales, la falta de sueño le causa más de un tropiezo. Cuando menos dormimos por la noche, más difícil nos resulta controlar los impulsos al día siguiente. Especialmente los que nos empujan a atiborrarnos de dulces, grasas y sabores fuertes, un arrebato que nos cuesta reprimir cuando aprieta el sueño. También se debe a que el organismo sigue un instinto primordial: apuesta por alimentos superenergéticos para compensar la escasez de energías que sufre a corto plazo. En condiciones de estrés constante sucede lo mismo. En los momentos de tensión, contra todo razonamiento, echamos mano de porciones más grandes, más grasas y dulzonas. En realidad, lo que mejor le iría al cuerpo en ese instante sería un buen alimento para el sistema nervioso. Y eso equivale a una alimentación variada, con abundancia de verduras, carnes magras, pescado y ácidos grados insaturados. Cuando tenemos los nervios destrozados, con bastante frecuencia se debe en parte a la carencia de vitamina B_{12} y ácidos grasos omega-3, un verdadero bálsamo para estas esta variedad de queso tiene un 80 % de grasas y actuará como crema refrescante para la lengua.

Pocos ejemplos demuestran con tanta claridad la influencia de la corteza cerebral que el chile y su efecto picante. Para consumir estos pimientos hace falta valor, pero también inteligencia. Todos los mamíferos los evitan. Incluso los cerdos que viven en las tierras altas de México, que en buena lógica deberían haberse acostumbrado ya a los restos de comida humana con toques picantes. Pues resulta que los dejan intactos, los esquivan. Y lo hacen porque carecen de la capacidad cognitiva que les permitiría distinguir entre una verdadera quemadura y esa picazón en el paladar. Por el contrario, para los auténticos apasionados del chile, ese delicioso picor nunca es suficiente. El placer no empieza hasta que su paladar estalla en llamaradas, pero claro, ni por un segundo pensará que se trata de fuego literal. Gracias a la corteza cerebral, sabe distinguir entre la percepción física que siente y la realidad que lo rodea. Como les sucede a los espectadores de una película de terror, conscientes de que, por más que se les desboque el corazón, los monstruos de la pantalla no saldrán de ella.

«El picor que provocan los alimentos se capta a través de un tercer sistema, que reacciona a la irritación química», explica Leslie Stein, del Monell Chemical Senses Center. Teóricamente, según ella enuncia, se trata de un sistema de advertencia, que nos advierte cuando alguna superficie del organismo sufre la acción de sustancias químicas agresivas. En el caso del chile, se trata de diversos agentes químicos que estimulan la lengua y las mucosas de la boca. Entre ellos, la capsaicina, el amoníaco y ciertos aceites esenciales. El farmacólogo David Julius fue el primero en identificar un receptor para la capsaicina entre los humanos (el $TRPV_1$). Se trataba del mismo receptor que capta las altas temperaturas. La sensación de picor es especialmente alarmante en aquellos puntos donde no disponemos de la capa exterior protectora de la dermis, más encallecida. O sea, en las mucosas… en todas, todas ellas. Un dato que explica por qué un buen chile nos provoca picor, como mínimo, dos veces. En lugar

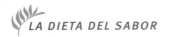

de «sabe picante», más correcto sería afirmar que «se siente picante» o que «quema». De hecho, en inglés se utiliza la misma palabra para «picante» y «caliente»: *hot*.

El chile calienta, pica muchísimo en los ojos, provoca que brote el sudor de los poros, entumece la lengua... vamos a ver, ¿por qué nos sometemos a esa tortura? Y lo más importante, ¿quién se ofrece como víctima voluntaria? Los espíritus aventureros, en busca de nuevas sensaciones, dicen adorar las reacciones físicas extremas ante el chile, el wasabi, el jengibre o los granos de distintas pimientas. Así que la comida les parece más excitante, emocionante y peligrosa cuantas más cosquillas les provoque en los nervios. Lo cierto, en el fondo, es que el encargado de transmitir al cerebro todas las sensaciones que provoca el chile es un nervio, concretamente el trigémino. Ciertas personas se empeñan en subir más y más escalones hacia el cielo del picante, soportando sudor, dolor y lágrimas, quizás padezcan una especie de masoquismo benigno. El psicólogo Paul Rozin opina que esto tiene la misma raíz que la motivación para ver películas de miedo o atarnos a una cuerda elástica y tirarnos al vacío para experimentar el puénting. En situaciones como estas, el cerebro se inunda con una marea de hormonas de la felicidad, con endorfinas y dopamina. Además, las endorfinas tienen efectos calmantes y alivian el hambre, y pueden provocar estados similares a la ebriedad, como el subidón que notan los atletas en una maratón. Además, el subidón que provoca la pimienta negra se prolonga durante un buen rato, cosa que no ocurre cuando nos enfrentamos a otros peligros, reales y concretos.

En cualquier caso, da igual que el peligro sea real o fingido, porque ningún animal se decide a experimentarlo. Ni tampoco los niños pequeños, porque en sus cerebros los mecanismos cognitivos todavía no han madurado. Con el frío ocurre algo similar. También existe para esa sensación un receptor (TRPM8), que nos avisa cuando el frío supone un grave peligro. Las bocanadas de intenso frescor que nos brinda un chicle extrafuerte tienen muchísimos aficionados, aunque hagan que se nos asomen lágrimas a los ojos y estornudemos sin parar. La corteza cerebral entiende la situación de inmediato y considera que el reflejo provocado por el frío es estimulante, pero inocuo.

Es cierto que los reflejos no son fáciles de controlar, pero en realidad, estamos en posición de reaccionar con plena consciencia ante una situación de riesgo. Podemos elegir entre abrazar o evitar una cosa. Y aquí es donde regresamos a Einstein: aquella foto en la que nos saca la lengua fue responsabilidad del propio científico. Le pareció tan expresiva, tan auténtica, que ordenó ampliarla y se la envió a todos sus amigos, con una cariñosa dedicatoria.

¿Eres un gourmet de las temperaturas?

Cualquier persona que haya probado la crema de guisantes fría y la cerveza tibia sabe perfectamente lo importante que es servir la comida y la bebida a la temperatura ideal. Pero veamos una curiosidad descubierta por un equipo científico de la Universidad de Brock en Canadá. Tras poner en marcha un estudio en el que estimulaban la lengua de los participantes con la ayuda de una sonda térmica, observaron que uno de cada tres sujetos reaccionaba a las sensaciones de frío y calor percibiendo un sabor fantasma. Por ejemplo, algunos afirmaban que les sabía dulce, aunque no hubiese presente ninguna molécula que transmitiese ese gusto. Otros sostenían que el frío sabía a algo salado o ácido. Según los cálculos de los investigadores, entre el 20 y el 30 % de la población pertenecen al grupo de los «degustadores térmicos» o *thermal tasters*, un porcentaje impresionante. Parece que estas personas disponen de una interconexión especial entre los receptores térmicos y químicos. Sobre esa base, los científicos dedujeron que «para ciertas personas, la temperatura por sí sola puede desencadenar experiencias gustativas. En líneas generales, esos mismos sujetos parecen ser más sensibles para los gustos».

Más allá de ese fenómeno tan curioso, la verdad es que todos disponemos de un condicionamiento térmico para el sentido del gusto. O sea, que la temperatura de una comida o una bebida influye en el sabor de la

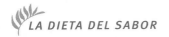

misma, de forma demostrable. Nada que no supiésemos, desde luego. Lo interesante es que los cambios de temperatura benefician de una forma distinta a cada cualidad individual del sabor. La astringencia se vuelve más aguda cuando el líquido que la transmite está caliente (por eso se suele servir el vino fresquito). Por otro lado, cuando las bebidas son frías, las sustancias amargas cobran más protagonismo y las notas dulces palidecen. La intensidad del gusto también se reduce bajo el efecto del frío... y estos argumentos nos aconsejarían tomar el vino a temperatura ambiente. Si no fuera por la acidez, que se refuerza en los líquidos a medida que sube la temperatura. Por eso el vino blanco, que contiene más sustancias ácidas, sí debería estar bien enfriado, en la nevera.

Las temperaturas elevadas también provocan que el dulce gane intensidad; por eso en los mejores restaurantes las tartas de chocolate se suelen servir como si acabasen de salir del horno.

¿Y qué pasa con los helados? Pues que a menudo saben mucho más dulces cuando se entibian en la boca. Pero cuando se funden del todo, para mucha gente resultan empalagosos. Ese caldillo líquido sería ideal como cobertura de un bizcocho, perfectamente adherido, como cuando forma esos pegotes típicos en los zapatitos de los niños.

En lo que respecta al dulce, existe una subida de intensidad gustativa máxima entre 22 y 35 grados centígrados. Si el alimento está helado, tarda más tiempo en alcanzar la intensidad gustativa máxima. ¿Debemos beber el vino bien frío o a temperatura ambiente? Es cuestión de gustos. La regla más arraigada dicta que los blancos y rosados se enfríen bien y que los tintos se tomen a temperatura de bodega, y desde luego tiene bases científicas sólidas. Lo cual no implica que sea imposible disfrutarlos justo al revés.

Definitivamente, la temperatura influye en lo que nosotros llamamos «saborear». Y donde más claro queda es a temperaturas altas. Karel Talavera Pérez, de la Universidad de Lovaina, en Bélgica, estudió la actividad eléctrica que registraban los nervios implicados en la percepción gustativa y así consiguió demostrar que «en líneas generales, la percepción del gusto disminuye cuando la temperatura sube por encima de los 35 grados centígrados». Quienes toman alimentos o bebidas muy calientes apenas notan su sabor. La señal de alarma, o sea, la reacción ante la temperatura elevada, concentra toda la atención. «Es posible que sí percibamos el gusto a esas temperaturas», apunta Pérez, «pero no le prestamos atención, porque nos preocupa la sensación de quemazón». Así que mejor olvidarse de comidas y bebidas a temperatura volcánica, porque no solo nos abrasan la lengua, sino también el sentido del gusto. Mejor esperar unos minutos y mientras tanto, disfrutar de los deliciosos aromas que despende un caldo de pollo bien calentito o un té recién hecho. Además, así te podrás calentar las manos con el cuenco o la taza.

Ya que hablamos de bebidas, aprovecho para mencionar que con frecuencia pasamos por alto que la temperatura de las bebidas que tomamos como acompañamiento también afecta al sabor de la comida. En Asia se prefiere consumir agua caliente o té antes y durante las comidas. En el extremo opuesto, los estadounidenses suelen beber agua o refrescos helados mientras comen. De acuerdo con los estudios, todo se debe a que justo después de beber agua fría se incrementa la percepción del dulce, del sabor achocolatado y de la cremosidad. Todavía sería preciso estudiar si consumir agua helada es un factor que favorece el sobrepeso.

¿Comemos para vivir o vivimos para comer?

Quizás hayas visto alguna vez la imagen de un hombrecito de curioso aspecto, dotado de una lengua gigantesca, labios enormes y unas manazas aún mayores. Se trata de un homúnculo cortical u homúnculo sensorial. Esas proporciones tan extrañas se deben al trabajo del neurocirujano canadiense Wilder Penfield, que descubrió en la corteza cerebral una especie de mapa donde están presentes todas las partes del cuerpo con gran precisión. Pero no se representan según su disposición en la realidad, sino según su funcionalidad.

Dentro del córtex somatosensorial, aquellas partes y miembros que utilizamos más a menudo se corresponden a un área especialmente grande.

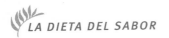

Por tanto, cuanto mayor sea cada parte del cuerpo dentro de la imagen, más sensible es.

En esas zonas es donde se registran y evalúan los estímulos de forma más fiel y precisa. Digamos que la resolución es máxima en la lengua, los labios y las yemas de los dedos. Correspondientemente, las áreas que ocupan en el córtex somatosensorial son bien grandes. Para hacernos una idea, le podrías pedir a alguien que te coloque una pepita de manzana, un hueso de cereza y una nuez sobre la espalda. Ya verás como no es nada fácil distinguir entre los diferentes tamaños, formas, texturas y consistencias. Naturalmente, si en lugar de la espalda palpas los mismos elementos con las yemas de los dedos, los labios o la lengua, es pan comido, aún con los ojos cerrados. El principal motivo es que estas partes del cuerpo cuentan con una densidad de receptores muy alta. En un solo centímetro cuadrado de la lengua, los labios o las yemas de los dedos se agolpan muchísimos más receptores que en esa misma superficie de la espalda. En el costado, a distancia mínima entre dos puntos que nos permita discriminar entre dos estímulos distintos aplicados sobre la piel es de varios centímetros, mientras que en la lengua oscila entre 1 y 2 milímetros solamente.

Así que no debería sorprendernos que ningún otro animal tenga la capacidad de disfrutar comiendo con la misma sensibilidad que tenemos los humanos. Liebres y gatos tienen un órgano olfativo hipereficaz y unas vibrisas muy desarrolladas, que les permiten moverse en la oscuridad, percibir peligros y tantear la comida. Pero somos nosotros, los seres humanos, quienes estamos mejor dotados para saborear, gracias a los delicados sensores presentes en labios y lengua. Por eso sabemos identificar los alimentos ricos en energía y los disfrutamos. De acuerdo con la «Hipótesis de los tejidos caros» (Expensive Tissue Hypothesis), el gran aporte energético de nuestra alimentación habría contribuido a la formación y la explotación de nuestro cerebro, enorme si se compara con el resto de seres vivos.

El antropólogo Richard Wrangham, catedrático en Harvard, considera que preparar los alimentos con la ayuda del fuego supuso un paso evolutivo fundamental, que favoreció el crecimiento del cerebro humano. La clave está en la energía, porque la comida elaborada así almacena mucha más que los ingredientes crudos. Cocinar y todo lo relacionado con esta actividad, desde el uso de herramientas hasta la interacción social mientras se cocina, dispuso las condiciones para transformarnos de animales sociales en personas. Diversos estudios científicos realizados con ayuda de técnicas de imagen han confirmado empíricamente que emplear ciertas partes del cuerpo de forma intensiva fomenta la ampliación las áreas del cerebro que tienen asignadas. Quienes tocan el piano con regularidad pueden presumir de que sus áreas del cerebro asociadas al movimiento de los dedos están más desarrolladas. Este proceso de adaptación se conoce como neuroplasticidad dependiente del uso. Otro ejemplo donde se constata es cuando el área dedicada al pulgar derecho aumenta de tamaño como consecuencia de que utilicemos con mucha frecuencia el móvil. Pero no solo crecen las «regiones que controlan los pulgares» del córtex motórico del encéfalo, sino que también puede reforzarse el acoplamiento que une estímulos visuales y motóricos, como cuando la percepción de una imagen o un objeto provoca de inmediato un movimiento manual. Da igual si se trata de darle un *like* a una foto en Instagram o a echar mano automáticamente a la estantería que exhibe golosinas de camino a la caja mientras deambulamos por el supermercado. Y también sucede lo opuesto, que ciertas áreas del cerebro se atrofian. Quedémonos en el mundo digital: si utilizamos con muchísima frecuencia el ordenador, nuestra percepción de las señales que emite el propio organismo se irá alterando y con ella, también cambian las interconexiones del cerebro, responsables de captar e interpretar dichas señales. Este fenómeno se manifiesta en forma de una sensación de hambre o sed alterada. Para el homúnculo que he citado antes, esa atrofia quizás supondría una mejora estética, pero para nosotros, humanos, implica la pérdida de nuestra delicada sensibilidad gustativa.

4

¿Qué hay de malo en comer y ver la tele al mismo tiempo?

La trampa de la multitarea

Imagínate que acabas de comprar un jersey precioso. Cada vez que te lo pones por la mañana, sientes su agradable tacto en la piel, como una cálida brisa de verano. Por desgracia, a medida que pasan los días, esa sensación se desvanece. Sales de casa, saludas a la vecina y te olvidas del jersey. Y luego la vida sigue: te vas en coche a trabajar, prestas atención al tráfico, te apresuras para no llegar tarde a tus citas, tomas un bocado de cualquier cosa para comer, vas a buscar a los críos de la escuela, limpias la casa, hablas por teléfono, ves un poco la tele. En todo momento, ese maravilloso jersey permanece en contacto con tu piel, pero tú no lo sientes. Salvo si te acuerdas y dedicas un instante a prestarle atención.

Pues con la comida sucede algo similar. La primera cucharada de un exquisito pudin de chocolate te catapulta al paraíso. Pero a la tercera, cuarta o quinta, la sensación ya no es tan embriagadora. Nuestra atención se desvía a ojos vista. Cuando al final rebañamos los restos, lo más probable es que ya esté centrada en otra cuestión, tal vez en no dejar nada

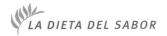

en el plato, como debe ser. Incluso cuando atacamos la primera porción con entusiasmo, puede suceder que la segunda y la tercera nos aburran. En lugar de paladear, engullimos mecánicamente. Cuando un estímulo se torna repetitivo, acabamos acostumbrándonos irremisiblemente, en un proceso de habituación. Claro, salvo si le prestamos atención de forma intencionada. En el caso del jersey, bastaría con acariciarlo, por ejemplo.

Desviar la atención tras un breve período de tiempo para centrarla en otra alternativa más interesante es un proceso que los psicólogos denominan economía de la atención. Desde luego, la atención es una mercancía muy valiosa. Nuestra consciencia procesa unos 40 bits por segundo, lo cual equivale a un número de teléfono de siete dígitos. No es demasiado, por eso simultanear varias tareas suele acabar en fracaso. Con todo, cuando sí funciona, lo hace gracias a que el subconsciente nos ayuda, pues ahí tenemos memorizados procedimientos y secuencias de movimientos. Por ejemplo, el brazo que introduce automáticamente la mano en la bolsa de patatas fritas mientras vemos una serie en Netflix, sin que nos concentremos. Lo mismo que la mano que pulsa sobre un mensaje de WhatsApp. Eso sí, mientras tecleemos la respuesta, nos perderemos un pequeño fragmento de la serie. Y si prestamos atención a los crujidos de las patatas, al toque ácido que les aporta el aderezo de vinagre y al gusto salado, nos resultará casi imposible redactar esa misma respuesta o fijarnos bien en la serie al mismo tiempo. En apariencia, sí que estamos haciendo varias cosas a la vez y es precisamente gracias a la ayuda del subconsciente y su fabulosa capacidad, que permite procesar 11 millones de bits por segundo. Es fantástico, pero tiene un defectillo cualitativo, y es que el subconsciente es propenso a cometer errores.

Un ejemplo: hacer varias cosas a la vez repercute negativamente sobre la capacidad para juzgar cuál alternativa es mejor. A menudo subestimamos la frecuencia con que debemos ir del sofá a la cocina y viceversa. Lo mismo vale para la cantidad de aperitivos que nos zampamos entretanto. O para el total de calorías que consumimos así. El fenómeno se vuelve crítico en situaciones de gran tensión emocional. La Universidad de Wurzburgo

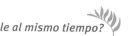

amarga. En cualquier caso, el paladar no tarda en acostumbrarse al sabor, el umbral de percepción se eleva y provoca que nos habituemos a los sabores industriales.

Es un proceso de habituación que es perfectamente posible combatir y contrarrestar, si es que se quiere. El primer paso sería prestar atención a la comida, porque así el umbral de percepción sensorial bajaría. Entonces nos volvemos más sensibles a los sabores. De acuerdo con los últimos hallazgos científicos, prestar atención a la comida conlleva además un agradable efecto secundario: alivia los ataques de hambre canina. Lo descubrieron Lana Seguías y Katy Tapper, de la Universidad de Londres. Con el pretexto de investigar las preferencias sobre sabores, invitaron a 50 sujetos a acudir a una comida a mediodía, que en realidad era un experimento. El menú constaba de un bocadillo de queso con pan de centeno integral, tomates, uvas, galletitas tipo cracker y una magdalena, que arrojaban un total de 800 kilocalorías aproximadamente. La mitad de los sujetos tuvo que escuchar una grabación que orientaba su atención a las cualidades organolépticas de los alimentos, fijándose en detalles como su aspecto, consistencia y olor. Dos horas después, se pidió a los participantes que relatasen detalladamente qué recordaban de la comida. Mientras tanto, frente a ellos había una bandeja con pasteles. Que cada sujeto se sirviese alguno de los dulces solamente dependió de un factor: si pertenecía o no al grupo que se había detenido a paladear las cualidades sensoriales de la comida anterior con la ayuda de la grabación. En conjunto, el consumo de calorías por la tarde se redujo alrededor de la mitad (110 calorías frente a 200) en comparación con lo que sucedió entre los sujetos integrantes del grupo de control. El recuerdo de la comida anterior en sí mismo no influyó. La única condición para resistirse al impulso de concederse un caprichito de tarde resultó ser que antes se le hubiese prestado atención a la comida.

¿Qué sacamos en limpio de esa experiencia? Un viejo dicho alemán afirma que «masticar bien es la mitad de la digestión», pero eso se quedaría corto. Más bien es que «si masticamos con atención, luego no sufriremos un hambre de lobo».

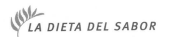
¿Cómo hacer nuestro paladar más sensible?

1. *Neutralizar*: los catadores profesionales toman agua corriente o pan blanco entre cata y cata para limpiar el paladar y percibir los sabores con más seguridad y sobre todo, con más objetividad.

2. *Dejar de fumar*: el humo del tabaco perjudica notablemente la percepción del gusto. Si no queda más remedio, más vale optar por esperar a fumar hasta acabar de comer.

3. *Cuidado con la temperatura*: cada vez que nos abrasamos la lengua, entumecemos el sentido del gusto. Las células responsables de percibirlo tardarán unos diez días en renovarse.

4. *Ayunar*: una pausa prolongada sin comer le sentará bien a los botones gustativos. Lo más recomendable es seguir un ayuno a intervalos, con una pausa de 16 horas sin probar bocado (por ejemplo, entre las 18:00 de la tarde y las 10:00 de la mañana siguiente). Ayunar aumenta el nivel de atención que prestamos a las sustancias aromáticas.

5. *Mantener la tranquilidad*: el estrés reduce la sensibilidad a los sabores dulces y más condimentados o umami. Si sabemos relajarnos, notaremos con más precisión la presencia de los intensificadores de sabor y los edulcorantes, lo que nos ayudará a evitar agregar aún más aromatizantes.

6. *Evitar los platos precocinados*: en lugar de ellos, mejor sería echar un vistazo a la sección de alimentos frescos del supermercado o cocinar con nuestras propias manos. Así tendremos el control sobre las cantidades de sal, azúcar y demás aditivos.

7. *Reducir poco a poco*: si tienes el hábito de tomar el café dulce, basta con que vayas rebajando paulatinamente la cantidad de endulzante. No de golpe, sino paso a paso, a lo largo de varios días o semanas. Esa misma «sensibilización sistemática» es aplicable a los cinco gustos básicos.

8. *Describir*: intenta expresar el sabor con palabras. ¿Qué componentes reconoces dentro de ese sabor tan completo, qué textura tiene la comida, a qué temperatura está, qué aromas desprende?

9. *Compartir experiencias*: comenta con otras personas tus experiencias gustativas, hablad sobre sabores, comparad similitudes o diferencias.

10. *Evitar los prejuicios*: porque influyen sobre las expectativas respecto al sabor e incluso alteran el sabor que percibimos.

11. No te obligues a comer cosas que te parezcan excesivamente condimentadas, demasiado saladas o empalagosas. Más bien deberías congratularte por tener un sentido del gusto incorrupto y auténtico.

5

¿En qué consiste la neofobia?

Por qué huimos de los sabores desconocidos

Una cosa son los gustos personales y sus tipologías, y otra muy distinta, la neofobia. O sea, el miedo a los sabores nuevos. No tiene mucho que ver con la intensidad con que saboreamos algo, sino más bien con que nos sintamos básicamente dispuestos a probar un alimento desconocido. Los supergustadores deben sus facultades a un fenómeno puramente fisiológico, pero la neofobia hunde sus raíces en la psicología.

Si hablásemos de ordenadores, diríamos que los primeros son cosa del *hardware* y los segundos tienen un problema de programación. Desde luego, es posible encontrar cualquier combinación imaginable de ambos fenómenos. De hecho, es posible que un gustador nulo, dotado de muy pocas papilas gustativas, sea también neofóbico, independientemente del motivo. En este caso, la curiosidad que sienta por probar nuevos sabores será muy limitada. Por eso preferirá quedarse siempre con su dieta de confianza, eso sí, con una particularidad: la sazonará mucho más que un supergustador. Y al revés: podemos toparnos con un supergustador terriblemente sensible a los estímulos de la comida y que, pese a ello, muestre una mente tolerante y abierta a la variedad gastronómica.

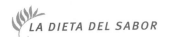

A esa persona quizás le gusten los aperitivos bitter precisamente por su toque amargo.

Ya, ¿pero de dónde surge ese miedo a nuevos sabores? Sus huellas se remontan milenios atrás, hasta los albores de la humanidad, y probablemente su origen fuese más o menos así: entonces éramos cazadores-recolectores, con frecuencia nómadas que transitaban de una región a otra. En cada lugar había que apañarse con lo que ofreciese la naturaleza. Era preciso analizar los alimentos potenciales con mucho cuidado y para ello, no había más solución que rechupetear y mordisquear trocitos para probar. Si sabía amargo, se escupía, porque todavía no se tenía experiencia previa con esa planta, recién descubierta. Todo dependía de cuánto apretase el hambre, así que cuando el apetito apremiaba, los más valientes comían un poco más y esperaban a ver cómo reaccionaba el cuerpo. Si las consecuencias eran feas, servían de aviso para el resto. Si no ocurría ninguna sorpresa desagradable, se declaraba que aquella verdura, seta o lo que fuera, era apta para comer.

Cada experiencia conlleva secuelas psicológicas tras de sí. Y en el peor de los casos, se traduce en precaución y temor generalizados. Cuando alguien tiene tanto miedo, prefiere morir de inanición antes que envenenarse con un nuevo sabor.

El dilema estriba en que, por un lado, nuestros antepasados de la Edad de Piedra estaban obligados a investigar y descubrir nuevos alimentos constantemente. Por otra parte, esa búsqueda podía ser una trampa letal. Llevamos escrita en los genes la neofobia, el miedo a lo desconocido. En aquella época remota, se consideraba seguro el sabor de los alimentos disponibles en el entorno cercano y de los que se sabía que eran comestibles. Hoy diríamos lo mismo del sabor de los alimentos que se han consumido tradicionalmente en el entorno familiar, presentes en el frigorífico desde la niñez. Quien se ocupe de llenar sus estantes influirá sin duda sobre la formación del gusto individual, y no solo sobre el suyo. En inglés se ha acuñado el concepto *Nutritional Gatekeeper* o «guardián de la nutrición». Se refiere a la persona que se encarga de hacer la compra y prepara la comida para toda la familia.

Al hacerlo, ejerce una influencia decisiva sobre los hábitos alimentarios de los demás. De acuerdo con Brian Wansink, el guardián de la nutrición controla el 72 % de cuanto se come dentro de la familia.

¿Qué productos te han acompañado desde la infancia? ¿La crema de cacao y avellanas, los petisuis, las galletas de chocolate, las chocolatina, los ositos de gominola? Aunque los lineales de los supermercados están abarrotados de nuevos productos y marcas, sorprende ver que los productos favoritos suelen ser siempre los mismos, que llevan toda la vida presentes en miles de hogares. Marcia Pelchat nos anuncia que «los neofóbicos son extremadamente fieles a las marcas. En cuanto se familiarizan con un producto, su lealtad es inquebrantable». Esta investigadora de la nutrición, que trabaja para el Monell Chemical Senses Center y se ha especializado en las preferencias alimentarias, ha llegado a una conclusión: la neofobia es un rasgo de la personalidad. Las personas que, por principios, sienten una menor predisposición a experimentar nuevas sensaciones y salir de la seguridad que les brinda su zona confianza también se muestran menos abiertas a los nuevos sabores. De acuerdo con la escala que ha ideado y denominado *Food Neophobia Scale*, los síntomas de la neofobia son: a) una expectativa negativa respecto al sabor (sin haber probado siquiera el alimento en cuestión), b) una escasa familiaridad con platos y recetas de otras regiones y países, y c) una predisposición general poco proclive a probar alimentos desconocidos. Pelchat subraya que «A veces, la gente afirma que son de paladar exigente, como presumiendo de sibaritas que jamás soportarían unas pasas recubiertas de sucedáneo de chocolate. En realidad, se trata de un caso de neofobia y limitan su dieta a un puñado exiguo de productos».

Si bien no se puede descartar que exista cierto componente genético, los factores ambientales pueden afectar claramente a la neofobia. «Unos padres que no se atrevan a probar cosas nuevas pocas veces ofrecerán sabores novedosos a sus hijos», señala Pelchat. «Cuando alguien prueba a menudo cosas nuevas y disfruta de experiencias satisfactorias, sucede justo al revés».

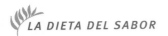

Que un sabor nuevo sea aceptado o no supone toda una competición, que se dirime en la lengua. Según Pelchat, los neofóbicos son especialmente sensibles a las texturas y les resulta especialmente repugnante cuanto sea cartilaginoso, gelatinoso o viscoso. Para dominar y refrenar la neofobia, no basta con observar ni olfatear la comida.

Dentro del marco de un proyecto desarrollado en la UE y titulado «HabEat», diversos grupos de investigadores abordaron en toda Europa esta cuestión: ¿hasta qué punto fomenta la aceptación de un alimento impopular la frecuencia con que nos exponemos a él? Así que se pidió a las educadoras de diversas guarderías que les sirviesen a los críos espinacas, endivias o alcachofas. Pues bien, después de probar diez veces lo mismo, comían cinco veces más cantidad de cada verdura. Este efecto se conoce como *mere exposure* o «efecto de mera exposición»; cuanto más a menudo nos sometamos a una experiencia concreta, más confianza desarrollaremos. De acuerdo con un estudio realizado en Francia, sería necesario consumir hasta once veces un alimento desconocido para que nos empezase a gustar. De ahí surge un razonamiento, que el sabor es fruto de la costumbre. Y que una vez acostumbrados a algo, nos aferramos a ello. Pensemos en la mozzarella. Permítame que lo diga claro: no sabe prácticamente a nada. Pero no hay barbacoa, fiesta de cumpleaños ni comida entre amigos donde no aparezca la típica bandeja con tomates y mozzarella. Además, es un clásico entre los platos rápidos para cenar. Si le prohibiésemos a alguien la mozzarella, le extirparíamos uno de sus hábitos. Se resistiría, por supuesto.

Dennis Beaver es un columnista californiano que vive con su mujer, originaria de China, y nos ha contado el caso de un joven de su vecindario. El típico chavalote estadounidense, criado a base de hamburguesas, patatas fritas, pizzas y cereales Kellogg's. Pues bien, el chico va a menudo a casa de Dennis, de visita, pero a pesar de invitarlo en repetidas ocasiones, jamás se ha atrevido a probar la comida China. Ni un bocadito. El mero olor de los platos lo pone de mal humor. Su personalidad culinaria le pesa como una losa y actúa como una campana de cristal, que lo aísla de experiencias valiosas. ¿Qué sucedería si un día se secase la fuente de hamburguesas o si, por motivos de salud (sufre de sobrepeso ya con diez años), tuviese que renunciar a esa dieta? Cuanto más pronto probemos cosas nuevas en la vida, tanto mejor. Así lo aconseja Rachel Goldman, psicóloga de la Facultad de Medicina de la Universidad de Nueva York. «Cuanto más aplace el acto de probar algo nuevo, más miedo le dará». Recomienda enfrentarse a la situación que tememos, pero en dosis pequeñas y sin presión. La paciencia y la perseverancia acabarán triunfando.

Todos llevamos un pequeño espíritu neofóbico agazapado dentro. La industria alimentaria lo nota especialmente cuando lanza al mercado nuevas propuestas. El escepticismo de los consumidores frente a novedades en cuestiones de gustos y sabores es uno de los principales obstáculos para introducir ingredientes, recetas o sabores rompedores. En contraste con la industria del ocio electrónico, donde el producto más reciente es siempre el más deseado, los clientes no son precisamente aficionados a hacer cola para catar esas vanguardistas hamburguesas a base de insectos, ni siquiera los cereales para desayuno bajos en azúcar. Es más, hasta las modificaciones más insignificantes del embalaje irritan a algunos, aunque no sean personas neofóbicas. Ya hace tiempo que las tiendas ofrecen chocolate con un toque picante o salado, pero eso no significa que automáticamente se haya extendido una apertura de mente que favorezca las combinaciones de sabores inusuales con alimentos comunes. Un equipo de investigadores de la Universidad de Cornell analizó hace poco una innovadora creación del mundo del chocolate con la cooperación de catadores voluntarios, los cuales no eran neofóbicos en sentido clínico, de acuerdo con la Escala de la Neofobia. Les ofrecieron tres variedades distintas: a) el clásico chocolate con leche, en forma de praliné; b) chocolate negro con pasta de miso blanco y c) chocolate blanco con aceitunas negras caramelizadas. Esta última variante, sin duda la más alejada de los patrones típicos, recibió las peores valoraciones medias. Quedó claro que los catadores preferían lo ya conocido.

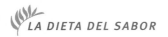

Claro que los gustos considerados normales varían muchísimo entre diferentes culturas, tradiciones y familias. Por eso es tan difícil ponerse de acuerdo en este tema. Saborear es algo muy personal, es el primer idioma que adquirimos, para el que nos sirven de modelo las figuras más cercanas, a las que más queremos. Comemos aquello que se consume de toda la vida en nuestro círculo, compartimos las predilecciones y los gustos de nuestros abuelos, padres y hermanos; más tarde también los de nuestras amistades. Los sabores conocidos nos infunden seguridad, no necesitamos que nadie nos dé instrucciones al respecto, los conocemos de sobra. No tomamos un plato porque nos guste, sino porque lo conocemos. Per Møller, el afamado investigador del gusto que trabaja en Copenhague, lo expuso así en una entrevista en el periódico *ZEIT*: «Nos gusta una cosa concreta porque la hemos comido cien veces antes. O no». Lo conocido y repetido provoca que se segregue un torrente de dopamina, la hormona de la recompensa. Psicólogos de la Universidad del Sarre registraron la actividad eléctrica cerebral de los sujetos que se enfrentaban a situaciones donde debían tomar decisiones y observaron que el cerebro, en fracciones de segundo, revisa qué alternativa le suena más, cuál le resulta más familiar. La alternativa más reconocible es la más atractiva, aunque no haya ningún otro motivo racional que la justifique. Ante lo desconocido (también ante los sabores, claro), respondemos con escepticismo. Esas novedades nos parecen incomprensibles de golpe y necesitaremos un tiempo para aprender a aceptarlas.

En la década de 1950, junto a las naranjas, las piñas y las manzanas, en las vitrinas de las tiendas de ultramarinos más selectas fue ganando protagonismo una fruta parduzca, del tamaño de un huevo de gallina. Nadie sabía qué era aquello ni cómo se comía, así que los comerciantes también ofrecían una traducción: «sabe como a grosellas, de las espinosas» e instrucciones de consumo. «Se corta por la mitad y se come a cucharadas». Eran los kiwis, el equivalente en el mundo de la fruta a las sandalias. Primero, todo el mundo las ninguneaba, como si no existiesen, y luego su popularidad estalló. Y ahora, por pura comodidad, seguimos siendo fieles consumidores. A los comerciantes les parece fantástico, porque es una fruta fácil de cultivar, relativamente robusta y que se conserva durante bastante tiempo si se cosecha en un momento temprano.

Los aguacates son todavía más sencillos de cultivar, pero requieren cantidades bárbaras de agua (1000 litros por cada dos frutas y media), deben recorrer larguísimas rutas y deben madurar en cámaras especiales. Aún con todos esos inconvenientes, hoy son más apreciados que nunca. ¿Será por su sabor? ¿O porque están de moda, considerados un superalimento? Y lo son porque contienen «grasa saludable».

La carne de avestruz, popularizada a raíz de la crisis de las vacas locas, fue en su día alabada porque «sabe como la ternera»; las típicas salchichas de tofu presumen de saber «como si fuesen de carne» y de los gusanos tostados hemos llegado a oír que son «como almendritas fritas». Desde luego, parece que los kiwis, el avestruz, el tofu y los insectos necesitan una traducción que los ayude a acceder al mercado. Un viejo dicho refrán alemán sostiene que ningún agricultor se comerá nada que no conozca bien. Cabría añadir que, cuando conoce algo, lo convierte en objeto de culto.

«A menudo, quien asegura que esto le gusta y aquello no, revela sin querer que es un auténtico analfabeto gastronómico», opina Jürgen Dollase. «Si dejamos a un lado las calificaciones y nos dedicamos a saborear, viviremos una experiencia similar a la que ofrece la música. Se aprecia la suavidad y la tersura, se nota cómo se despliegan los aromas como brotes primaverales, incluso se perciben sensaciones plásticas tridimensionales». Así lo expuso en una entrevista al diario *Welt* y aún nos regaló algo más, una advertencia funesta, válida tanto para neofóbicos como para supergustadores: «Dos euros son suficientes para elaborar un plato de verduras completamente repleto de experiencias sensoriales. Tantas que serían suficientes para pasarnos horas comiendo».

6

Los sabores

El mito del mapa de sabores

Todo empezó con un malentendido. En 1901, el científico alemán David P. Hänig publicó un trabajo sobre la «Psicofísica del sentido del gusto». A fin de documentar sus hallazgos de forma clara y visible, plasmó los sabores dulce, ácido, amargo y salado en forma gráfica. Tal vez no disponía más que de herramientas rudimentarias (todavía faltaban décadas para que apareciesen los primeros programas de edición gráfica por ordenador), así que los demás científicos malinterpretaron el resultado. En cualquier caso, sacaron conclusiones erróneas, sobre todo una muy relevante: que cada variante del gusto estaba asociada a una región determinada de la lengua. Por ejemplo, que el dulce solamente se percibía en la punta de ese órgano y el amargo, tan solo en la parte posterior. Cuando el traductor Edwin G. Boring, de la Universidad de Harvard, se propuso trasladar esa representación gráfica a una especie de mapa de los sabores, concibió el medio ideal para propagar el mismo error. A continuación se produjo la divulgación de lo que hoy llamaríamos *fake news*, paparruchas. Millones de estudiantes y colegiales tuvieron (todavía hoy tienen) que aprenderse de memoria la imagen de una lengua dividida en regiones precisas. Y cuando intentan comprobarlo por sí mismos, naturalmente, las cosas no encajan.

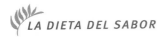

O sea, ¿que la acidez de la limonada solamente se debería notar en los bordes posteriores de la lengua? ¿Y el sabor salado tan solo en los bordes delanteros? Es incorrecto, sin más. Si tomamos un bastoncillo de algodón y hacemos la prueba, el único resultado es desilusión y caras de extrañeza. En el peor de los casos, supondremos que hemos destrozado nuestra capacidad para percibir sabores a fuerza de atiborrarnos de polvos efervescentes, patatas fritas aderezadas con vinagre y chicles con relleno líquido. Por otro lado, ¿a santo de qué debería apostar la evolución por dividir precisamente la lengua en pequeñas parcelas específicas? ¿Para que pudiésemos morderla accidentalmente mientras huimos de un tigre dientes de sable y así, como castigo y recordatorio, nos condenásemos a olvidar el sabor dulce para siempre? ¿Aprenderíamos así a tener cuidado con la lengua cuando corremos para salvar la propia vida? No suena muy lógico. Y de la evolución se pueden decir muchas cosas, pero si algo hay indiscutible, es que obedece a la lógica. Por eso las papilas gustativas están repartidas por toda la lengua y en cada uno de sus botones cuentan con receptores para todas las variantes del gusto. El famoso mapa no es más que un error de traducción, *spam* científico equivocado, que se resiste a desaparecer con una tenacidad admirable. El propio David Hänig insistió en su trabajo: «El dulce se percibe en todos los puntos de la zona gustativa de la lengua, aunque el grado de intensidad es variable». La misma regla que cumplen el ácido, el amargo, el salado y las dos últimas variantes definidas para el gusto, el umami y el kokumi.

EXPERIMENTO ·

Material: 1 bastoncillo de algodón, ½ vaso de agua, ½ cucharadita de sal de mesa

Método: Disuelve la sal en el agua, moja bien el bastoncillo y pásalo por la lengua. Si quieres despejar cualquier duda, sustituye la sal por zumo de limón y repite el experimento.

· ·

Cuando nuestros antepasados erraban por los bosques, que algún tentempié dulzón les cayese llovido del cielo era un acontecimiento extraordinario. Una excepción y no la regla. Y estoy hablando de frutas, claro. La fruta madura ofrece un tremendo aporte de fructosa, pero no suele estar disponible 365 días al año. Las épocas de la cosecha sí hay abundancia de azúcar y si el organismo no es capaz de procesarlo todo de inmediato, el hígado lo transforma en grasas que se almacenan como reserva. Más tarde, esos mismos lípidos se convertirán de nuevo en azúcares. Es un círculo perfecto para un ser humano que viva en plena naturaleza, en estado más o menos salvaje. Incluso permitiría sobrevivir a períodos de hambruna. Pero ¿qué sucede cuando el azúcar está disponible a cualquier hora del día o de la noche? ¿Cuándo se rompe el equilibrio porque consumimos demasiado azúcar durante demasiado tiempo? Los refrescos industriales contienen cucharadas y más cucharadas de azúcar, eso ya lo tiene claro todo el mundo. Entonces, ¿por qué los receptores del azúcar no disparan la alarma al instante? Pues entre otros motivos, porque a esos productos se les añaden acidulantes. Oculto bajo ese camuflaje, el líquido dulzón se infiltra en nuestro organismo sin hallar obstáculos.

Es preciso que intervenga un sistema de protección del propio cuerpo para que los receptores de azúcar actúen por fin y pongan freno a la situación. Un grupo de científicos de la Universidad de Iowa ha identificado a la hormona FGF_{21} como responsable del mecanismo. Esta se sintetiza tras consumir hidratos de carbono. Si el nivel de la hormona en sangre es excesivo, el ansia de consumir más productos dulces se reduce de manera drástica. A partir de ese momento, el azúcar deja de saber bien, salvo una excepción: la fructosa. Por lo visto, esta variedad de azúcar dispone de un permiso especial. Por eso hay que tener cuidado al endulzar con miel o jarabe de ágave, ya que ambos tienen un alto contenido en fructosa. En cambio, para la sacarosa del azúcar común, obtenido generalmente a partir de remolacha o caña de azúcar, o para la lactosa, los receptores se tornan insensibles tras consumir una cantidad determinada. De repente,

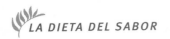

nos apetece un cambio, tal vez probar algún alimento más consistente. Imagina que acabas de terminarte un batido; es más probable que te apetezcan patatas fritas y no un segundo batido.

Igualmente, puede ocurrir lo contrario, que después de comer alimentos ricos en proteínas nos entren ganas de un postre dulce. También hay buenas razones para eso: para producir la hormona de la felicidad, el cerebro necesita una proteína denominada triptófano, que se encuentra dentro de la barrera hematoencefálica junto a otros aminoácidos. La bioquímica Petra Schling la compara con una especie de puerta giratoria muy, muy transitada. La glucosa actúa sobre esa puerta como un controlador del tráfico y dirige a la mayoría de aminoácidos encaminándolos hacia los músculos. Todos excepto tres: la fenilalanina, la tirosina y el triptófano. Este último está presente en los granos de cacao y en la leche, entre otras fuentes. Dentro del encéfalo, participa en la síntesis de la serotonina. A su vez, la serotonina tiene un efecto beneficioso y calmante sobre el estado anímico. Por eso es típico tomar un vasito de leche con miel o una chocolatina por la noche, justo antes de irse a dormir.

Cuando está ausente la serotonina, hormona de la felicidad, y cobra protagonismo la adrenalina, culpable del estrés, aumenta el deseo de tomar algo dulce. Y no es por mera casualidad, sino porque probablemente exista una conexión directa entre las hormonas del estrés y los botones gustativos. Investigadores del Monell Chemical Senses Center han descubierto hace poco una conexión que relaciona los receptores de azúcar y las hormonas del estrés. Un nivel alto de hormonas del estrés debilita a los receptores y provoca que el azúcar sepa menos dulce. Por eso cuando sufrimos en situaciones de tensión o estrés somos capaces de zampar raciones tremendas de azúcar, que aporta energía… mientras esos futuros michelines nos guiñan un ojo, los muy picarones. Bajo tensión, incluso las personas que normalmente no son muy aficionadas al dulce suelen decantarse por chucherías con más frecuencia. Tenlo en cuenta la próxima vez que te atosigue el estrés y tengas prisa por hacer la compra en el supermercado. La probabilidad de que acabes con el carrito repleto

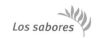
de provisiones dulzonas es muy elevada. Y que no se te ocurra elegir productos dietéticos para tratar de engañar a tu organismo, porque esos contienen fructosa, que ni sacia ni te hará tan feliz como un delicioso chocolate con leche o un helado fresquito y cremoso.

- *Selección de edulcorantes de origen natural:* Azúcar de remolacha (azúcar blanco de mesa), azúcar de caña, azúcar de brotes de coco, azúcar de regaliz, estevia, lactosa que contienen la leche y la nata.
- *Edulcorantes de origen natural que contiene fructosa:* Puré de frutas (por ejemplo, de albaricoques), frutas deshidratadas, dátiles, miel, jarabe de arce, jugo de ágave.
- *Denominaciones para mezclas de jarabes industriales con alto contenido en fructosa:* Isoglucosa, jarabe de fructosa-glucosa, jarabe de maíz, HFCS.

EXPERIMENTO: . . . .

«La pasta dentífrica, bloqueadora de receptores»

Material: Pasta dentífrica, cepillo de dientes, zumo de naranja

Método: Lávate los dientes y a continuación, toma un poco de zumo de naranja.

La idea: La pasta contiene laurilsulfato de sodio, que bloquea los receptores del azúcar. Así que predomina el gusto producido por las sustancias amargas presentes en el zumo. Eso sí, lo más recomendable para el zumo de naranja es acompañarlo de un desayuno bien completo. Y mejor lavarte los dientes después.

. . . .

La psicología y el sabor dulce

Hagamos un experimento mental, vamos: ¿qué decisión tomarías? Imagina que te encuentras en una ciudad desconocida y necesitas cierta información. Tienes frente a ti dos personas que se parecen muchísimo aspecto

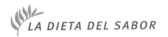

muy completamente diferente. Una tiene una galleta salada pretzel en la mano, la otra un helado de chocolate. ¿A quién te dirigirías? Hay pocas dudas, le preguntarías al del helado. Todo el mundo sabe que a las buenas personas les gusta lo dulce, es un hecho empírico. Una serie de experimentos realizados en la Universidad Estatal de Dakota del Norte y en el Gettysburg College de Pennsylvania acabaron con esta conclusión: quienes sienten predilección por el dulce no solo son consideradas personas más amables, amistosas, cooperativas y dispuestas a ayudar por los demás. Es que, además, es verdad. «Dulce» se usa a veces como metáfora de «bueno». *Eres tan dulce…* así le hablamos a alguien que nos gusta o que nos hace algún favor. Le da un barniz más positivo a la percepción de otros y tiene además efectos positivos sobre nuestra propia conducta propia. ¿Que tienes pendiente una negociación? Pues pon algo dulce encima de la mesa.

Ácido

Imagina una terraza entre los tejados de Nueva York, llena de invitados arremolinados en torno a una mesa de buffet. Hay gajos de limón, lima, pomelo y salsa Tabasco. Todos se sirven con avidez, nadie enarca tan siquiera una ceja.

El anfitrión es Franz Aliquo, vestido con un chándal celeste de Puma. Está junto a una joven a la que entrega una baya de color rojo y le da instrucciones para que se la coma, implorándole que le haga caso: «You have to trust me». Parece un arándano rojo, pero en realidad es una maravillosa fruta oriunda de África Occidental. Contiene un componente especial, una proteína llamada miraculina, bajo cuyos efectos la acidez se transforma en dulzura. Hasta que sus efectos se desvanezcan, los limones saben a Fanta y la salsa picante es un estallido azucarado. El evento lleva por título «Flavour Tripping Party» y ha ganado popularidad desde 2008, sobre todo en Estados Unidos, después de que el *New York Times* publicase un artículo sobre esas bayas mágicas.

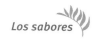

¿Merece la pena luchar por un mundo de sabores despojado de la acidez? Bueno, cada persona tendrá su opinión. En lo que respecta a la gastronomía, sería una pérdida irreparable, porque la acidez es un torbellino gustativo. Refresca y limpia el paladar, prepara el cuerpo para lo que está por llegar. «El ácido estimula el apetito» es un dicho que ya se conocía en el siglo XVII, cuando ya existía esa particular sinonimia entre «apetito» y «deseo»… en el sentido de despertar la sensualidad y el hambre. El mero hecho de pensar en un limón basta para comenzar a salivar. La acidez es refrescante, sea en forma de sorbete de frambuesas o del clásico cóctel «Hugo». Sobre todo, si lo combinamos con un toque de gas carbónico. Recientemente, los investigadores han constatado que las burbujas de las bebidas carbonatadas activan los receptores de la acidez. Encantados con su hallazgo, los rebautizaron como «receptores del champán».

Esos mismos receptores reaccionan al detectar el gas (ácido carbónico) que contienen la cerveza y el agua mineral con gas. Quienes recurran a ellas para aplacar la sed probablemente sentirán una punzada de apetito, ganas de comer, pero más bien algo fresco o sabroso que un mero dulce. De hecho, un vaso de agua mineral con gas es un antídoto temporal y rápido contra las ganas irrefrenables de zamparte una chocolatina, ¡pruébalo y verás!

Resulta llamativo que las bandejas de aperitivos suelen estar muy pobladas de opciones ácidas: pepinillos y otras hortalizas en vinagre, aceitunas, rollitos de hojas de parra rellenas, anchoas, alcaparras, ensaladas aliñadas con vinagre, etc. A continuación, casi siempre llegan platos más consistentes y fuertes, o al menos se sirve como acompañamiento pan o algo similar para mordisquear. El gusto ácido favorece la digestión, estimula al estómago para que produzca sus propios jugos ácidos y le ahorra trabajo al hígado. Por eso es tan corriente acompañar por pura intuición los platos más grasos o indigestos con alimentos que aportan acidez. Acuérdate de las salchichas asadas con su toque de mostaza, o del lacón cocido y ahumado acompañado de chucrut. El plato nacional coreano, el kimchi, se elabora con verduras fermentadas con ácido láctico. Se sirve junto al plato

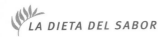

principal con el fin de que facilite la digestión. El chucrut (o sauerkraut), el yogur y el kéfir contienen además bacterias del ácido láctico y son muy beneficiosos para la flora intestinal.

El apetito por el gusto ácido muchas veces surge porque el microbioma que habita en nuestros intestinos reclama refuerzos, en forma de bacterias. Aunque este libro está dedicado principalmente a la lengua, el resto del aparato digestivo también tiene algo que decir sobre gustos y sabores. Precisamente para poder hablar del tema, está equipado con millones de receptores del sabor situados en las paredes gástricas y en los demás órganos internos que lo conforman. Estos se comunican a través de una densa red de terminaciones nerviosas que los conectan con el cerebro y la lengua. En el caso del gusto ácido, el mensaje es el siguiente: proporcióname una ración de ese sabor periódicamente, pero no te excedas con la acidez. Incluso las frutas más dulces portan cierta carga de ácidos. Si el contenido de ácido de frutas es demasiado elevado, se debe probablemente a que todavía están verdes, así que el sistema de alarma biológico lo advertirá enseguida, porque los receptores de la acidez se ponen en estado de alerta.

El biólogo estadounidense Charles Zuker descubrió que la proteína $PKD_2\text{-}L_1$ es la que se encarga de la percepción de la acidez. Más tarde, el mismo Zuker se la encontró en ciertas células nerviosas de la médula espinal. Quizás se ocupase de vigilar el nivel de ácidos del organismo desde allí. Pero la verdad es que eso tiene muy poco que ver con el gusto ácido. Y es que los medicamentos ácidos no provocan automáticamente una sobreacidificación, sino todo lo contrario. Los limones y las naranjas tienen un efecto básico o alcalino en el organismo, a pesar de su sabor. Suena paradójico, sí. Muchas frutas contienen ácidos orgánicos que, sin embargo, no se metabolizan. A la sangre, y por tanto al circuito que regula equilibrio ácido-base, tan solo llegan minerales de propiedades alcalinas como el calcio y el magnesio. Claro, las verduras son ricas en esta clase de minerales y eso tiene consecuencias positivas para el equilibrio ácido-base. Lo que más acidifica el organismo son, sobre todo, las bebidas azucaradas y los alimentos de origen animal ricos en proteínas,

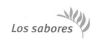

como la carne, los embutidos y los lácteos. Contiene aminoácidos que al metabolizarse producen sulfatos. A su vez, los sulfatos se unen a ácidos fosfóricos y cloruros, potencialmente dañinos para el cuerpo. Sobre todo, en personas que padezcan trastornos renales o enfermedades pulmonares. En todo caso, las infusiones de hierbas ricas en elementos básicos, la fruta y las verduras son muy beneficiosas para el organismo.

Y hablando de acidez, ¿qué nos sucede cuando se nos agria el carácter? Me refiero aparte de ponérsenos la cara avinagrada, como si acabásemos de masticar un limón. Parece que nos sentimos con ánimo rebelde y mira, el vocabulario encaja bastante bien. De hecho, el ácido (o agrio) es un sabor rebelde, de espíritu juvenil, que causa furor entre muchos jóvenes. Charles Darwin ya se fijó en su día en ese detalle. En 1877, tomó nota tras observar que a sus hijos les encantaba una mezcla de ruibarbo, leche y azúcar, repugnante desde el punto de vista de un adulto. Por si fuera poco, de entre todas las frutas de temporada que hubiese disponibles, siempre preferían las verdes, más ácidas. Hoy esa predilección por lo ácido no parece haber cambiado un ápice entre chicos y chiquillos. Pero las frutas ácidas de nuestra era se llaman Center Shock, patatas chips con sabores ácidos, chucherías con nombres como Xtremes, Warheads, etc. Dos *influencers*, Bibi y Julienco, se dedicaron a probar en su canal de YouTube las chucherías más ácidas del mundo y ese vídeo alcanzó millones de visualizaciones. Con cierto producto originario de Finlandia (Bilar), las muecas fueron casi convulsiones en el rostro, pero ni así desistieron del empeño los dos *youtubers* y prosiguieron con el experimento. Claro que, para sus papilas gustativas, la diversión se terminó probablemente a partir de ese punto, porque sufrían bajo la acidez extrema. Además, las sustancias ácidas acceden directamente al interior de las células a través de los canales iónicos, porque faltaba la proteína G reguladora. En el peor de los casos, ya en el seno de la célula gustativa, pueden provocar la desnaturalización de proteínas celulares, el mismo proceso que modifica un huevo al cocerlo. Desde luego, los tejidos afectados se regeneran por norma general, pero tienden a desarrollar cicatrizaciones, que repercuten

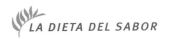

negativamente sobre la capacidad de saborear. Aunque no se trata de perspectivas halagüeñas, es innegable que esas monstruosidades ácidas en forma de chuchería son muy populares y el mercado para las gominolas con pica-pica, los chicles, los caramelos líquidos (o pulverizados) y los polvos efervescentes tiene cifras prodigiosas.

Algunas de estas chuches tienen un pH inferior al 3. Por si no lo recuerdas, el agua tiene un pH de 7, el vinagre oscila entre el 3 y el 5. Por debajo de 4, los dientes sufren efectos perjudiciales. El azúcar y el ácido bombardean el esmalte dental en un ataque combinado irresistible. De hecho, el ácido cítrico no solo sirve para eliminar la cal de la cafetera, sino también el calcio de la dentadura. El «ácido cítrico» que figura en la lista de ingredientes de muchos refrescos y chucherías tiene en realidad poco en común con los limones. Se trata de un producto de laboratorio obtenido artificialmente mediante mohos a partir de glucosa. Está oculto prácticamente en todos los productos que nos ofrece el supermercado, desde las chips hasta las sopas de sobre, pasando por la salsa de tomate y los ositos de gominola. Entre otras funciones, contribuye a que los refrescos conserven un sabor agradable a pesar de las ingentes cantidades de azúcar que contienen.

Es bien sabido que los niños pequeños adoran el dulce y al respecto cabe preguntarse, ¿entonces, de dónde sale ese gusto por lo ácido en la pubertad y la juventud? Esa fase de desarrollo llega justo al acabar la niñez e implica profundos cambios hormonales, físicos y mentales. El amor por el riesgo y el espíritu aventurero son variables psicológicas que destacan especialmente durante esta época. Pasa algo parecido al fenómeno del picante, y es que el cuerpo reacciona ante el sabor ácido segregando un torrente de adrenalina y endorfinas. Ambas son hormonas euforizantes y con acción calmante. El organismo las libera también cuando practicamos puénting o nos lanzamos a tumba abierta por las pistas más arriesgadas en la estación de esquí. Desde luego, un trago de zumo de limón puro no es suficiente para sustituir esas sensaciones, pero sí que ayuda a multiplicarlas. Ahora bien, si hay algo seguro, es que la familia de frutas de

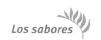

los cítricos refuerza las defensas del organismo y aunque solo fuese por eso, tendría un lugar garantizado en la mochila de cualquier aventurero.

El gusto ácido influye sobre la sensación en boca. Un tiramisú cuyo queso mascarpone tenga una pizca de ralladura de cáscara de limón resultará menos contundente. Para que las ensaladas brillen de verdad, nada como acompañarlas de una buena vinagreta. Los pepinillos en conserva de las hamburguesas les dan un puntito más ligero. El vino blanco seco ayuda a equilibrar las salsas. Un estofado resultará menos pesado si le añadimos un par de tomates o un gajo de limón al guisar. Si la sopa está un pelín pasada de sal, bastará un chorrito de vinagre o una cucharada de nata agria para rectificarla, ya que así se conservan los aromas, a diferencia de lo que sucede si la aguamos.

Los ayudantes ácidos de la cocina

Limones de Amalfi (en forma de cáscara recién rallada, en conserva o con la misma piel seca), cítricos en general, hierbas aromáticas con notas cítricas, como el limoncillo, la melisa, la verbena limón y la men-

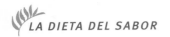

ta limonera, alcaparras, membrillos y puré de membrillo, vinos blancos secos, vinos tintos secos, nata agria, yogur natural, pimienta de Sichuán (a pesar de considerarse una «pimienta», esta especia originaria de la provincia china de Sichuán pertenece a la familia de las rudas y está emparentada con otras especies cítricas), mostaza, granos de mostaza, vinagres de calidad (como el balsámico), fermentados con ácido láctico, kombucha, kimchi

Salado

Para empezar, un truquito culinario que recomiendo poner en práctica. Corta un pomelo por el medio y espolvorea una de las mitades con una pizca de sal, la otra déjala al natural. Espera unos minutos y luego pruébalas, las dos. ¿Cuál resulta más dulce? La solución, al final del capítulo.

Melón con jamón curado, sandía con queso de cabra, ensaladas con frambuesas: la alianza de sal, ácido y fructosa consigue efectos gastronómicos de lo más interesante y tiene muchos aficionados. Lo cierto es que la evolución no ha reflexionado demasiado sobre la gastronomía. La prioridad para los sistemas biológicos era que fuesen funcionales para garantizar la supervivencia, nada más. Básicamente, la sangre es poco más que agua salada tintada y el cloruro de sodio está presente en todos los procesos metabólicos. Por si no lo sabías, aparte de las lágrimas, la sangre y la orina también son saladas. Sin el sodio, las células del organismo son incapaces de absorber agua.

Lo que pasa es que el cuerpo humano no tiene la facultad de producir sodio ni cloro. Por tanto, es imprescindible suministrarle ambos elementos para mantenerlo con vida. También tiene mucho que ver que la lengua humana se caracterice por su altísimo nivel de tolerancia a la sal. De hecho, el umbral de percepción correspondiente a la sal es bastante alto

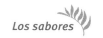

comparado con el resto. Es necesario mencionar que todos los líquidos dentro del organismo deben conservar siempre un contenido en sal constante. Se trata de la homeostasis, el equilibrio dinámico entre sal y agua dentro de las células, fuera de ellas y en la circulación sanguínea. Lo ideal para que todo marche de maravilla es ingerir entre 3 y 5 gramos de sal al día. Y para eso bastarían cinco rebanadas de pan. Si lo alegramos con un poco de queso y unas lonchas de embutido, será fácil que añadamos un par de gramitos más al total. Las patatas fritas, en bastones o chips, contienen una cantidad de sal gigantesca, sobre todo las que acompañan a platos precocinados. Si caes en la tentación de una pizza con salami, la trampa de la sal también te atrapará.

De acuerdo con un examen de la Stiftung Warentest, una fundación alemana que realiza test de calidad periódicamente, una sola de estas riquísimas pizzas aporta mucha más sal que la cantidad diaria necesaria. Según el estudio, la media era de 5,1 gramos. Ahora bien, había varios productos que superaban con creces esa cifra. De hecho, una pizza bio contenía hasta 7 gramos de sal. Aunque es alarmante desde el punto de vista de la salud, resulta que las papilas gustativas no emitirían la señal de exceso de sal para dejar de comer hasta que se llegase a concentraciones mucho más rotundas.

La tolerancia ante la sal es herencia de nuestros antepasados de la Edad de Piedra. Por las selvas y florestas donde deambulaban no había pizzas de salami ni sal de roca para chupar, como hacen los animales salvajes en invierno. La sal escaseaba. A veces hacía falta recurrir a la fantasía para detectarla. Por ejemplo, sobre la piel de los congéneres. Desde la perspectiva evolutiva, besarse es algo más que una mera casualidad, pues cuando aplicamos los labios sobre la piel de otro ser humano, recogemos cristales de sal.

Al mismo tiempo, gracias a los sentidos del olfato y el gusto, nos informamos sobre la esperanza de vida de esa otra persona, ya que percibimos los conocidos como genes HLA (antígenos leucocitarios humanos). Son los que se encargan de codificar la inmunidad frente a enfermedades. Permítame un comentario: cuando más diferentes sean los genes HLA de los integrantes de una pareja, más protegidos estarán sus descendientes frente a las enfermedades.

Volvamos a la cuestión de cómo obtener sal. El agua de mar es una fuente excepcional, desde siempre. Así que se recolectaba y se esperaba a que la evaporación dejase la sal al descubierto. Desde épocas muy tempranas, esta actividad originó un vigoroso comercio en torno al «oro blanco». Fue uno de los primeros medios de pago. Los romanos pagaban a sus soldados en sal, el «salario» que ha llegado hasta nuestros días. La sal también servía para conservar pescados y carnes. Las aceitunas se guardaban en grandes barriles llenos de salmuera para preservarlas y eliminarles el amargor.

Al fin y al cabo, la sal también nos ayuda a conservar nuestros propios organismos y a mantener unidos fluidos y tejidos. Tal vez quede muy «chic» pasearse con una botella de agua mineral Evian bajo el brazo, pero no es imprescindible, salvo quizás en las playas de Dubái. Hemos de beber regularmente, un vasito tras cada par de horas o así, cuidaremos la hidratación sin problemas. Y cuando no hay ningún grifo o puesto de bebidas a mano, el cuerpo sabe que debe recurrir a sus propias reservas, almacenadas en los músculos y el tejido adiposo. Lo vivieron en sus propias carnes los cosmonautas rusos que participaron en cierto experimento, que los obligó a incrementar el consumo de sal, pero sin disponer de más agua que la habitual. Como resultado, secretaron una cantidad anormalmente alta de orina.

Más tarde, otros investigadores repitieron la experiencia con ratones y descubrieron que la alimentación salada acentúa la producción de glucocorticoides. Se trata de hormonas que estimulan la quema de lípidos por parte del organismo. A continuación, el cuerpo obtiene agua procedente de los tejidos que se han descompuesto y posteriormente esta se expul-

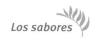

sará en forma de orina, con el fin de eliminar el sobrante de sodio que hay presente en el organismo. La «dieta salada» tiene un inconveniente decisivo, pues el sodio que contiene la sal de mesa acelera la pérdida de masa ósea. Así que consumir mucha sal durante un período prolongado contribuye a la aparición de la osteoporosis.

Si nos gusta mucho el sabor salado, es aconsejable que incluyamos frutas y verduras ricas en potasio dentro del menú. Como ha demostrado Robert P. Heaney, de la Universidad de Creighton (Omaha. EE. UU.), el potasio es un antídoto eficaz contra el deterioro de los huesos que causa la sal de mesa. Primero porque neutraliza la sobreacidificación (y no la provocada por el consumo de sal) y segundo, porque evita que se elimine del cuerpo una tasa de calcio tan importante. Son especialmente ricas en potasio las verduras de hoja verde, las lechugas, las peras y patatas, el arroz y la cerveza. El potasio puede suavizar el efecto dañino del sodio, pero el cloro (que supone la otra mitad de la sal común) también es un agente acidificante muy fuerte. Y genera problemas, especialmente en el estómago, porque un consumo excesivo de sal constituye un factor de riesgo para desarrollar cáncer de estómago. Así lo atestiguan estudios de Japón, país donde, durante décadas, el pescado salado ha sido uno de los alimentos fundamentales para gran parte de la población. Asimismo, se sabe que existe relación entre el consumo elevado de sal y la hipertensión y los infartos de corazón.

No obstante, renunciar por completo a la sal no es una solución válida. De acuerdo con un estudio, publicado en 2012 por la revista especializada *Heart*, los pacientes con dolencias coronarias que prescinden de la sal afrontan un riesgo incluso superior de sufrir una muerte cardíaca y padecen una tasa de mortalidad total superior que aquellos pacientes con las mismas dolencias que siguen dietas normales. Es más, las personas de edad avanzada que sufren de confusión, mareos y falta de memoria, no siempre deben esos síntomas al Alzheimer, sino que también pueden derivarse de una simple carencia de sal.

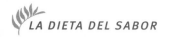

Por eso es preciso encontrar un término medio que permita escapar de esos problemas. Según la tendencia, es probable que para la mayoría sea beneficioso recuperar la sensibilidad frente a la sal, porque los receptores del gusto salado, a la chita callando, se han ido acostumbrado a las sobredosis que contienen muchos productos del supermercado.

Una estudiante de doctorado de la Universidad de Tokio nos propone un curioso invento, gracias al cual los saleros serán superfluos. Se trata del «tenedor eléctrico» de Hiromi Nakamura, que administra una leve descarga eléctrica para estimular precisamente a los receptores del gusto salado presentes en la lengua. En todo caso, lo cierto es que en Japón recientemente se ha empezado a condimentar con electricidad y ya ha abierto sus puertas el primer restaurante «No Salt». Quién sabe, tal no tardemos en ver el sushi acompañado de palillos vibratorios en lugar de salsa de soja.

Quienes opinen que la «augmented gustation» va de demasiado lejos (o sea, la práctica de engañar a las terminaciones nerviosas gustativas con medios técnicos), siempre pueden recurrir a un viejo truquito que permite reducir el consumo de sal, tan sencillo como desterrar el salero de la mesa. La ecuación es bien simple: salar mucho la comida empuja hacia arriba nuestro umbral de percepción de la sal. Así que, si la usamos menos para sazonar, tarde o temprano el umbral bajará. Además, ¿de veras te apetece levantarte de la mesa tan solo para ir a buscar el salero? La propia NASA, antes de enviar a sus astronautas en misión espacial, los acostumbra a una dieta baja en sal por pura prevención, porque al parecer, si estás habituado a tomar cantidades muy grandes en la Tierra notas mucho más su ausencia en las provisiones espaciales, que son más bien sosillas.

Por si tú también tienes la sensación de que superas de sobra el límite diario recomendado de 3 a 5 gramos de sal, prueba la estrategia de esconder el salero y no olvides cuantísima sal contienen los platos precocinados. Un consejo más: las hierbas aromáticas y las especias, frescas o secas, tam-

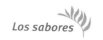

bién le dan un buen golpe de sabor a la comida. Si además eres tú quien cocina, siempre puedes moderarte a la hora de sazonar.

El chef Christian Jürgens, del restaurante Überfahrt, situado a la orilla del lago Tegernsee, me aconseja lo siguiente: «compra una sal marina de buena calidad (él utiliza flor de sal de Portugal) y sazona con ella los platos ya terminados. Les darás un toque incomparable y te ahorrarás un montón de sal a la hora de cocinar».

A mí personalmente me gusta la sal Maldon en escamas, que procede de Inglaterra y tiene el aspecto de pequeñas pirámides. Si no fuesen tan saladas, podrías picotearlas y roerlas solas. Cuando se las pones a las verduras recién asadas al horno parecen joyitas. Y lo mejor de todo es que esa misma sal también se vende en variedad ahumada. Así que con unas patatas cocidas o asadas con piel y una pizca de mantequilla es como si estuvieses de acampada. Ya sabes, a veces merece mucho la pena realizar una pequeña inversión, como la de elegir una sal de calidad.

Y ahora, la solución al experimento

El pomelo salado te sabrá más dulce. La sal contiene sodio, que reacciona con el ácido de la fruta. Es un proceso químico natural que neutraliza el ácido y como consecuencia, provoca que se perciba la fructosa con más intensidad. También funciona con otras frutas ácidas. La próxima vez que al abrir una piña resulte que está verde, no la tires de inmediato: pon una pizca de sal sobre el corte y espera un momento. Pasa lo mismo con las verduras, que son menos ácidas (tomates) o amargas (brécol) después de sazonarlas. Usada con delicadeza, tacto y moderación, la sal es un potenciador fantástico para los aromas y equilibra sabores. Un plato correctamente sazonado no resulta salado en absoluto, sino que transmite un sabor más intenso y aromático.

. . . .

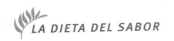

El secreto de la sopa salada

Cuando una sopa está salada, en Alemania se suele achacar a que el cocinero (o la cocinera) está enamorado. ¿No será cierto que el amor altera el sentido del gusto?

Si hacemos caso del dicho, culpa de la sopita salada es de las hormonas de quien la ha preparado. Pues bien, la realidad es que, en los recién enamorados, las hormonas están un poco descontroladas. Suben los niveles de algunas y eso puede afectar a la percepción del gusto. Carsten Harms, del equipo de investigación del Centro de transferencia de tecnología (TTZ) de Bremerhaven (Alemania), nos lo explica: «Las hormonas desempeñan un papel fundamental en el organismo, dado que condicionan todo cuanto percibimos y sentimos». En 2013, este científico y su grupo de colaboradores decidieron comprobar empíricamente si el refrán estaba en lo cierto. Para ello invitaron a 46 personas a participar en un estudio, en cuya fase previa les facilitaron un cuestionario, con el sugerente título de «Escala de amor pasional» (Passionate Love Scale Test). Dicho cuestionario pregunta con qué frecuencia piensa alguien en su pareja y la añora. Además de los recién enamorados, entre los participantes se incluyó un grupo de solteros y de personas involucradas en relaciones estables y duraderas, como grupo de control. Se les extrajo a todos muestras de sangre para analizar la presencia de las hormonas del enamoramiento, la testosterona y la oxitocina. Durante el estudio, todos los sujetos participantes tuvieron que realizar pruebas gustativas y olfativas, así como facilitar muestras de saliva.

Al final resultó que entre los recién enamorados el nivel de sal era más alto. Los solteros y emparejados desde tiempo atrás presentaban niveles más bajos. Cuanto más alto estuviese el umbral de la sal, más había que sazonar los alimentos para lograr la misma impresión subjetiva

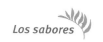

del sabor. Así que cuando te sirvan una sopa salada, alégrate, porque uno de sus ingredientes es el secreto del amor. Déjate envolver por él… y si el sabor resulta demasiado fuerte, ya sabes, con un trocito de pan blanco se aliviará.

Umami

Conocemos el receptor del umami gracias a una casualidad culinaria. El umami nos entusiasma; se trata de esa sensación tan particular en la lengua que durante décadas no supimos cómo describir y por eso tratábamos de transmitirla diciendo que la comida era sabrosa, fuerte, contundente, deliciosa. Algo que no sabe únicamente salado, sino que nos llega la boca, con una intensidad exquisita. Eso sí, ¡cuidado, que es adictivo! En cuanto picamos un pedacito de queso parmesano bien curado (una bomba de umami) y dejamos que sus lascas se deshagan sobre la lengua, somos incapaces de pensar en nada más que en repetir la operación.

El descubridor del umami fue el japonés Kikunae Ikeda, un investigador del gusto procedente de Kioto, que lo identificó en 1908. Estaba investigando los componentes que aportan gusto al caldo «dashi», uno de los más apreciados por los japoneses, elaborado con algas marinas. Al fin consiguió extraer y aislar el aminoácido glutamina y también la sal del ácido glutamínico, el glutamato. Son los portadores que infunden el gusto umami de este plato.

Sin embargo, todavía hubo que esperar varias décadas hasta que la comunidad internacional reconociese la existencia del umami como un gusto por derechos propio. No sucedió hasta 2009, cuando se declaró oficialmente como quinto gusto, después de que científicos de la Escuela de Medicina de la Universidad de Miami identificasen el receptor correspon-

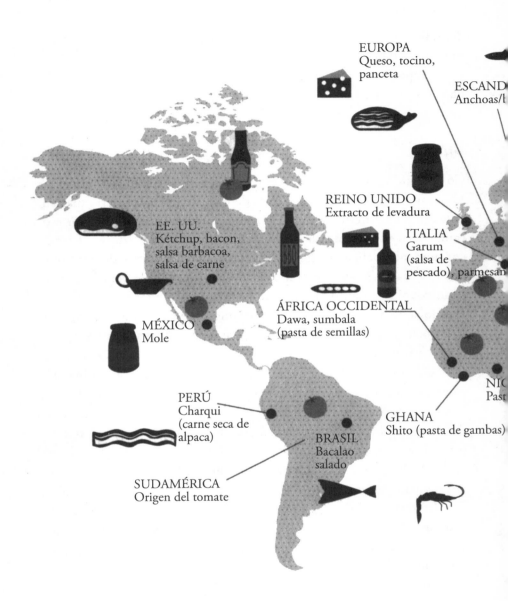

EUROPA
Queso, tocino,
panceta

ESCAND
Anchoas/t

REINO UNIDO
Extracto de levadura

ITALIA
Garum
(salsa de
pescado), parmesan

EE. UU.
Kétchup, bacon,
salsa barbacoa,
salsa de carne

ÁFRICA OCCIDENTAL
Dawa, sumbala
(pasta de semillas)

MÉXICO
Mole

NIC
Past

PERÚ
Charqui
(carne seca de
alpaca)

GHANA
Shito (pasta de gambas)

BRASIL
Bacalao
salado

SUDAMÉRICA
Origen del tomate

En todas las cocinas regionales del mundo hay condimentos típicos cargados de umami.

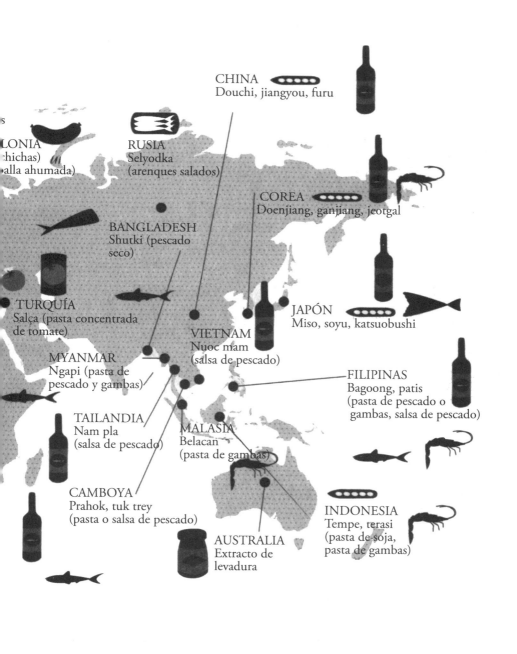

CHINA
Douchi, jiangyou, furu

RUSIA
Selyodka
(arenques salados)

COREA
Doenjiang, ganjiang, jeotgal

...LONIA
...chichas)
...alla ahumada)

BANGLADESH
Shutki (pescado
seco)

JAPÓN
Miso, soyu, katsuobushi

TURQUÍA
Salça (pasta concentrada
de tomate)

VIETNAM
Nuoc mam
(salsa de pescado)

MYANMAR
Ngapi (pasta de
pescado y gambas)

FILIPINAS
Bagoong, patis
(pasta de pescado o
gambas, salsa de pescado)

TAILANDIA
Nam pla
(salsa de pescado)

MALASIA
Belacan
(pasta de gambas)

CAMBOYA
Prahok, tuk trey
(pasta o salsa de pescado)

INDONESIA
Tempe, terasi
(pasta de soja,
pasta de gambas)

AUSTRALIA
Extracto de
levadura

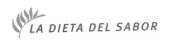

diente. Con ello se despejaban todas las dudas y quedaba confirmado que el umami no es una combinación de los cuatro viejos sabores que aceptábamos sin rechistar hasta entonces, sino de una nueva variedad de gusto con personalidad propia. Aunque hay que señalar que la falta de ratificación científica no había desanimado a Kikunae Ikeda a la hora de sacar beneficios de su descubrimiento. El mismo año en que lo proclamó, inició junto a un socio comercial la producción industrial y la comercialización del glutamato monosódico, que se obtiene a partir de proteínas de trigo expuestas a la acción del ácido clorhídrico, que hidroliza el gluten y lo divide en glutamina y ácido glutamínico. Este último llegó al mercado en forma de sales cristalizadas con las que espolvorear y sazonar los alimentos, bautizadas como «Esencia del gusto». Fue un éxito de ventas inmediato y sigue siendo muy popular.

El glutamato tiene un efecto revitalizante y estimulante. Está presente en el cerebro, donde actúa como neurotransmisor para activar células nerviosas. No se conoce con certeza si el glutamato ingerido con la alimentación es capaz de superar la barrera hematoencefálica. Algunos clientes de restaurantes asiáticos en los que se cocina con glutamato monosódico (GMS) afirman que aun así sufren del «síndrome del restaurante chino», con síntomas como palpitaciones, mareos y problemas de circulación. Los estudios científicos que han explorado el fenómeno son contradictorios y no han refrendado que exista tal síndrome, pero tampoco lo han excluido categóricamente.

Y la raíz de tanta polémica en torno a la presencia del glutamato monosódico en los alimentos es que nos empuja a comer más de lo que pretendíamos en principio. Algo parecido sucede también con el extracto de levadura, el cual se considera un potenciador de sabor natural, pero tiene sobre la conducta alimentaria el mismo efecto que el glutamato monosódico, cuando este este último es de origen artificial y es obligatorio indicar su presencia en el etiquetado. La única forma de saber si un producto contiene extracto de levadura es comprobar si figura en la lista

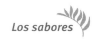

de ingredientes en letra pequeña o si dicho producto anuncia que está enriquecido «con potenciador de sabor natural».

Si quieres cuidar tu peso, lo más sensato es evitar todos los platos precocinados y procesados, así como todos los condimentos que contengan glutamato o extracto de levadura.

Una de las variedades más famosas y populares en que se presenta el glutamato es la salsa Maggi. Christian Jürgens, chef galardonado con tres estrellas Michelin, recuerda que ya su abuela la usaba para condimentar los filetes rellenos. Aunque él personalmente ya no la utiliza, todavía guarda el recuerdo indeleble del sabor a Maggi. Lo llama cariñosamente su «Maggitrauma».

Desde luego, recurrir a condimentos para realzar el sabor de los alimentos no constituye ninguna novedad moderna, sino una práctica con siglos de tradición. En la antigua Roma se empleaba el «garum», una salsa que constaba básicamente de un ingrediente puramente natural, pescado fermentado.

Si has leído las aventuras de Astérix y has prestado atención, probablemente la recuerdes del *Astérix en Italia*, donde se narra una emocionante carrera desde Modicia hasta Neapolis, cuyo patrocinador es Lupus, un productor de garum (o garo), que anuncia como «La salsa de los triunfadores».

El *Libro de cocina de Apicio*, que data del siglo III/IV, nos ha transmitido que para elaborar la salsa se aprovechaban pescados de talla pequeña, como anchoas o caballas, pero también restos o tripas de otros pescados. Se les agregaba una abundante cantidad de sal y se esperaba a que fermentasen durante semanas en pilones o piscinas abiertos, bajo el sol más ardiente. Todo bajo una nube de hedor pestilente, que tal vez inspirase a Patrick Süskind cuando escribió su novela *El perfume* y describió el mercado del pescado de París como «el lugar más apestoso de todo el reino». La masa fermentada se removía de vez en cuando hasta que brotaba un líquido ambarino, que se podía recolectar y envasar. Se dice que tenía un

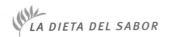

aroma propio, delicado y mucho más suave que los fétidos efluvios que lo habían precedido. En ocasiones, se condimentaba añadiéndole vino o especias. El caso es que los romanos rociaban la salsa generosamente sobre sus comidas. Los frailes de la aldea de pescadores Cetar, en la costa de Amalfi, redescubrieron el garum en la Edad Media. Desde entonces, allí se elabora la «colatura di alici di Cetara», una salsa emparentada, preparada exclusivamente con boquerones recién pescados y macerados en barriles de madera de roble o castaño.

Mientras me documentaba para escribir este libro, visité el restaurante que Vincent Klink regenta en Stuttgart, «Wielandshöhe». Entonces ya sabía que él había concebido su propia receta para hacer garum. Se lo comenté y le pedí permiso para incluirla aquí, a lo que accedió sin dilación. Así que este es el momento ideal para darte las gracias, Vincent Klink, por compartir con nosotros la receta del arma secreta, la bomba de umami diseñada en la alta cocina.

Receta del garum-sociorum de Vincent

Ingredientes

- ✓ 100 g de anchoas saladas en conserva, pero sin aceite (si estaban conservadas en aceite, habrá que enjuagarlas con agua caliente previamente)
- ✓ 1 cucharadita de sal marina
- ✓ 3/8 de litro de vino blanco
- ✓ 3 cucharadas de vinagre de vino blanco
- ✓ 1 cucharada de polvo de boletus desecados
- ✓ 1 lámina de hojas de alga nori

Elaboración

Junta todos los ingredientes en un recipiente, un bol o una olla. En cuanto las algas se hinchen y ablanden, llévalo todo a hervor durante unos ins-

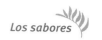

tantes. A continuación, bátelo bien y viértelo en una botella. Se conservará perfectamente en el frigorífico durante 2 meses como mínimo. Lo puedes emplear cucharadita a cucharadita como saborizante y potenciador para platos donde predomine el gusto salado, pero también para pastas, sopas, ensaladas, salsas y demás.

· ·

El gusto a umami notifica que hay proteínas presentes en lo que estamos comiendo. Así que es natural que nos lo encontremos en alimentos de alto aporte proteico: quesos madurados, hongos silvestres, mariscos, algas, algunas carnes (especialmente en la carne de conejo y la de pato), guisantes, huevos, puerro, cebollas, ajo y hierbas aromáticas, tomates y anchoas.

Uno de los alimentos más potentes es el queso parmesano. Contiene unos 1200 miligramos de ácido glutamínico por cada 100 gramos, lo cual explica por qué la cocina tradicional italiana resulta tan sabrosa y reconfortante, y por qué el parmesano es una de las variedades de queso más apreciadas. Tan solo las queserías ubicadas en las ciudades de Parma, Reggio nell'Emilia y sus alrededores tienen permiso para producirlo, bajo estrictas condiciones. Las vacas cuya leche servirá para obtenerlo deben ser oriundas de la misma región y alimentarse exclusivamente de forraje natural, sin procesar. Además, las pieza de queso deben madurar durante un mínimo de 12 meses. Está estrictamente prohibido emplear cualquier aditivo.

En 2012, un vigoroso terremoto hizo temblar la región y se vivió una tragedia: 360 000 piezas de parmesano fueron víctimas del seísmo y quedaron hechas pedazos. Al final fue posible rescatar al propio queso, en buena medida gracias a Massimo Botura, uno de los mejores cocineros del mundo. Se puso a los fogones y preparó un sencillo risotto con queso y pimienta, el *risotto cacio e pepe*, y animó a sus colegas de todo el planeta a imitarlo. En Japón, Londres, Nueva York… en todas partes triunfó el *risotto cacio e pepe* y para prepararlo se compraron los trozos de queso dañados por la catástrofe. Así fue como se salvó la producción.

Actualmente, la carta de la «Osteria Francescana», el establecimiento que Bottura tiene en Módena, ofrece cinco variedades distintas de Parmigiano Reggiano, con diferentes grados de maduración, con texturas y temperaturas diferenciadas. Bottura ha bautizado el plato como «Five textures, five temperaturas and five levels of umami». Su restaurante ha sido distinguido en dos ocasiones como el mejor del mundo, la última tuvo lugar en 2018.

El parmesano no solo transforma un risotto o una humilde pasta en *haute cuisine*, sino que también es capaz de realzar y enriquecer a lo grande humildes platos a base de verduras. Su sabor agudo, repleto de umami, actúa como muralla contra el amargor e intensifica los aromas afrutados, como los del tomate, el hinojo o los calabacines. Si buscas una alternativa más económica, la encontrarás en el grana padano, a menudo considerado el hermano pequeño del parmesano. También posee un sabor fragante, punzante y rotundo, pero como no está sujeto a unas restricciones tan duras, es más barato.

Un tentempié rápido cargado de umami (para 2-4 personas)

Ingredientes

- ✓ 500 g de espaguetis medios
- ✓ Queso parmesano
- ✓ Unas gotitas de garum
- ✓ Aceite de oliva y sal marina

Elaboración

Hierve un paquete de espaguetis (para dos personas, uno pequeño; para cuatro, uno de medio kilo) en agua abundante con un puñadito de sal, has-

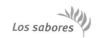

ta que estén al dente. Si tienes prisa, puedes elegir espaguetis extrafinos y calentar el agua primero con un hervidor. Cuando estén listos, escúrrelos y ponlos en una ensaladera grande. Rocíalos con cuatro cucharadas de aceite de oliva (por los menos) y unas gotitas de garum, si es que lo has preparado. Rectifica el punto de sal con una buena sal marina y espolvorea parmesano rallado por encima, en abundancia.

Es un plato muy sencillo, pero que admite un montón de posibilidades para que suba a otro nivel: con un toque de pimienta recién molida, con un poco de ajo y un puñado de hierbas bien picaditas (albahaca, orégano o perejil), con ricota y espinacas, con garbanzos cocidos y semillas de cilantro, o con daditos de tomates secos y aceitunas.

· ·

Los receptores del umami funcionan incluso cuando los demás sabores fallan. Por ejemplo, cuando estamos resfriados o nos encontramos en un ambiente con muy baja presión atmosférica. Por eso nos apetecen tanto los caldos de pollo o de carne (ricos en ácido glutamínico) cuando padecemos un catarro o una gripe. Esta misma explicación es válida para el tremendo consumo de zumo de tomate en los aviones. En condiciones normales, el jugo de tomate es más bien simplón y algo agrio, tanto que solamente se suele utilizar para preparar el típico Bloody Mary con una buena dosis de hielo. Pero cuando volamos, en la cabina presurizada, el gusto ácido pierde protagonismo y el zumo despliega todos sus encantos, sobre todo si lo ayudamos con una pizca de sal y pimienta.

Cabe señalar que el receptor del umami es pariente cercano del receptor del azúcar. Además, los receptores de la sal también refuerzan las sensaciones que perciben los del umami. Esa es la razón por la cual las setas adquieren un sabor más intenso si las acompañamos de cebollas rehogadas en mantequilla, porque aportan cierto toque dulce y una pizca de sal.

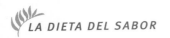

Tan sabroso y fuerte es el umami que puede ayudarnos en ciertos aspectos de la salud. Piensa en quienes sufren de falta de apetito. Margot Gosney, presidenta del comité de investigación de la Sociedad Británica de Investigación del Envejecimiento, propone «enriquecer la oferta de los hospitales con ingredientes ricos en umami, para hacer los menús más atractivos de cara a convalecientes y personas de edad avanzada», pues su sentido del gusto no funciona al 100 % como debiera y precisamente por eso, rechazan más la comida. El umami estimularía ese apetito anímico, garantizado. Les daría sabor.

Además, este sabor nos sacia tras una larga y dura jornada laboral. Si eres de las personas que desean contar con algo rápido y sabroso para hincar el diente al llegar a casa, pero sin tener que planificar grandes compras, es buena idea que abastezcas la despensa con aceite de oliva, queso parmesano, tomates secos, aceitunas y concentrado de tomate, cebollas, orégano, boletus secos, anchoas en conserva, salsa de pescado o incluso garum, nueces, pimentón, anís estrellado y sal marina. Con un puñado de arroz integral o pasta podrás elaborar infinidad de combinaciones distintas y complementarlas con verduras y hortalizas frescas.

Antes de cerrar el capítulo, un aviso: ciertas técnicas de cocina, como asar (a la parrilla, en el horno), pasar por la plancha o freír, acentúan el sabor umami. ¿Por qué? Pues por la reacción de Maillard, un proceso químico así denominado en homenaje al científico francés Louis Camille Maillard. Esta reacción describe diversos procesos transformativos que afectan a los aminoácidos y la glucosa sometidos a altas temperaturas. La corteza crujiente y dorada o acastañada que se forma en los alimentos tiene un sabor particularmente vivo y, además, es la responsable del aroma y la coloración típicos de los platos ricos en proteínas asados, horneados o fritos. Lo ideal sería conseguir que los alimentos adquieran una caramelización entre suave y moderada, tostándose por debajo de 170 grados. Y un último consejito: si te enfrentas a verduras amargas, ponles una pizca de sal o unas gotas de jarabe de arce y pásalas por la plancha, la sartén o el horno con mantequilla sin sal.

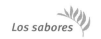

Está bien saberlo

«Maggi» también es una variedad de planta muy fácil de cuidar, excelente para tener en el jardín o el balcón. Se trata del apio de monte o levístico y tiene un sabor muy similar al del famoso condimento (que, en realidad, no contiene ni rastro de la planta). Este vegetal se utilizaba en el siglo XVI como afrodisiaco, de ahí que en Alemania se lo conozca también como «tallo del amor»). En Francia lo conocen como «falso apio» (*céleri bâtard*). Cuando las machacamos, sus hojas huelen a apio y sirven, muy picaditas, para aderezar guisos y salsas. Los tallos se pueden cortar en pedacitos para hervirlos o cocerlos al vapor. Son una buena opción como guarnición o como ingrediente de un puré. Las raíces aún son de sabor más fuerte, por eso a menudo se secan y se muelen para usarlas en forma de polvo. El levístico o apio de monte contiene aceites esenciales que le confieren propiedades curativas, además de las gastronómicas. Es diurético y digestivo.

• •

Amargo

Si tienes un niño pequeño o un bebé en casa, ofrécele un pedacito de chocolate negro, pon cara de alegría y dile «¡Mmm, chocolate!». Este es el método más seguro para conseguir que odie el chocolate, exactamente con la misma técnica que le enseñó a aborrecer el brécol. Tardará un poco en enterarse de que no todos los chocolates saben así de amargos.

Dejando a un lado las bromas, tras todo lo que hemos visto sobre el sabor, parece sensato entrenar la percepción para captar cada uno de los gustos y sabores. Todos salvo uno. La percepción del amargo es un asunto delicado. Por un lado, el cuerpo necesita sustancias amargas, imprescindibles para gozar de buena salud. Por otro lado, muchas personas reaccionan con hipersensibilidad ante ellas.

A ojos de la química, el amargo es el contrario del ácido. Si partimos del agua como elemento de pH neutro, con un valor de 7, los niveles de

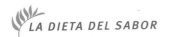
pH que hay entre el 7 y el 14 se consideran básicos, alcalinos. Y cuanto más alto sea el nivel, más amarga será la sustancia. El bicarbonato de sodio tiene un pH de 8,2. Normalmente se presenta en forma de polvo y ayuda cuando padecemos acidez de estómago, porque contribuye a neutralizar el exceso de ácidos gástricos. Muchas variedades de frutas y verduras son ligeramente básicas o alcalinas. Por eso son tan sanas para el organismo, ya que este suele sufrir cierta sobreacidez debido a que nuestra dieta está saturada de carbohidratos y alimentos pobres en fibra alimentaria.

En la disciplina india del Ayurveda y en la medicina tradicional china, aunque también en los tratados sobre plantas curativas de Hildegarda de Bingen, se les asocian efectos positivos especialmente a hierbas, raíces y especias acres y amargas. Estas teorías sostienen que estimulan el sistema inmunitario, favorecen la digestión, tienen una acción depurativa sobre los órganos e incluso contribuyen a que adelgacemos. Pero todas esas ventajas para la salud no cambian un detalle fundamental, y es que pocas personas aprecian y aceptan a la primera el sabor amargo del diente de león, la rúcula, la *Aegopodium podagraria*, el ajenjo, las ortigas, el enebro, la salvia y el comino. Tampoco lo tienen fácil para gustar otros alimentos algo exóticos como las granadas, los pomelos, los membrillos, el té verde, el cilantro y la cúrcuma, aunque su imagen de superalimentos sí les facilita un poquito esa tarea.

Esa reserva reacia al amargo podría deberse, entre otros motivos, a que disponemos de un sistema de advertencia tremendamente sensible y reactivo ante las sustancias que transmitan amargor, porque ese gusto equivale a peligro. Si algo sabe amargo, es porque ha sido producido por plantas para adaptarse a condiciones meteorológicas extremas y defenderse de plagas; a menudo contiene sustancias tóxicas. Existen grupos muy diversificados de estos elementos, por eso no existe un único receptor para el amargo, sino diversas variantes de receptor. Hasta la fecha se han identificado 135, que conforman un colectivo. Cada miembro del conjunto se encarga de un apartado concreto de componentes amargos. Esto nos habilita, al menos en teoría, para reconocer miles de matices distintos del

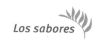

tina (la sustancia amarga que contienen las raíces de la genciana amarilla) todavía tiene un sabor apreciable tras diluirlo en 58 000 litros de agua. Semejante cantidad de agua bastaría para llenar una piscina de 10 m de longitud, 3 m de anchura y 2 m de profundidad. Ahora imagínate que intentas captar con la lengua, sin más, una sola gota de amarogentina vertida ahí dentro. ¡Menuda proeza sensorial!

La genetista Sarah Tishkoff descubrió entre tribus de pastores que viven en África una increíble variedad de receptores del amargor. Equipados con ese laboratorio del gusto integrado en su organismo, los nómadasson capaces de distinguir alimentos aptos para el consumo de potenciales venenos en los entornos más variados. En el fondo, todos poseemos ese instinto básico para la supervivencia, pero en un mundo donde el hambre y la sed se pueden saciar en cualquier esquina y todos los alimentos traen su sello de calidad, se nos atrofia. ¿Acaso nuestros receptores del amargor corren el riesgo de sufrir el mismo destino que el gusto de los gatos por el dulce? Piénsalo: como su alimento principal es la carne, carecen de receptores de los azúcares. Por eso mismo no sirve de nada servirles el clásico platito con leche azucarada, ya que no perciben esa dulzura en absoluto. «El genoma humano está repleto de basura en forma de genes de receptores para sustancias amargas», avisa el periodista Bob Holmes. «Seguro que en épocas pasadas fueron muy importantes, pero en la actualidad, como les ha sucedido a los receptores del dulce de los gatos, se han vuelto tan irrelevantes que ya son superfluos. Ni siquiera nos percatamos cuando desaparecen».

No permitas que la atrofia llegue a ese punto. ¡Pon a trabajar tus receptores del amargor, dales alegría!

¿A qué sabe el aire?

El peligro no solo proviene de la nutrición, también flota en el ambiente. Por eso incluso los pulmones están dotados de receptores del amargor. Se encargan de que la respiración sea menos profunda en cuanto

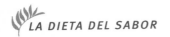

detectan sustancias nocivas en el aire que inspiramos. En los senos paranasales, en los bronquios y en los intestinos, los compuestos amargos y sus receptores correspondientes favorecen la formación de una capa mucosa protectora, que nos sirve de baluarte defensivo contra virus, bacterias y gérmenes.

Un par de trucos para supergustadores y paladares muy sensibles al amargor:

Utiliza alguna grasa para «engrasar» las papilas gustativas: la mantequilla, la nata y el aceite de oliva comparten un rasgo, y es que envuelven la lengua en una delicada película grasa, de modo que los receptores del sabor ya no quedan expuestos a cuerpo gentil frente a las sustancias amargas. Distrae las papilas con un toque dulce: el azúcar o la miel suavizan la percepción del amargor.

Sazona: la sal también desvía la atención de los receptores, aunque en otra dirección, sobre todo en combinación con el dulce. Prueba a pasar por la batidora un puñado de pasas con anchoas y aceite de oliva. Obtendrás un paté ideal para unas tostadas de pan blanco y una excelente salsa para untar bastones de hortalizas.

Agridulce: las ensaladas con achicoria roja ganan muchos puntos si se aderezan con un aliño que incluya vinagre balsámico y una cucharadita de jarabe de arce o un golpe de azúcar de caña.

Calor: el café bien caliente sabe menos amargo que cuando está templado. Esa misma regla se aplica a verduras como las coles de Bruselas o el brécol.

Frío: cuando los alimentos se sirven muy fríos, el amargor es menos intenso. Acompaña los licores amargos como el Aperol, el Underberg o el Averna con unos cubitos de hielo. O prueba el pomelo en forma de sorbete.

Blanquear: esta técnica de cocina consiste en escaldar las verduras más amargas en agua salada hirviendo durante uno o dos minutos, para inmediatamente después enfriarlas en agua helada durante medio minuto más.

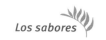

Sofreír: toma las coles de Bruselas y tras cocerlas previamente, córtalas por la mitad y ponlas en una sartén grande con una cantidad generosa de mantequilla fundida y un puñado de pan rallado. Dóralas sin dejar de remover. Ya verás cómo se aplaca su amargura y además adquieren un toque delicioso en cuanto las remates con una pizca de sal o unas gotas de salsa de soja.

· ·

Kokumi

Todavía queda una variedad del gusto prácticamente desconocida, de la que probablemente oiremos hablar en el futuro. Al igual que el umami, se ha descubierto en Japón, y se llama kokumi.

En japonés, kokumi significa algo así como «de sabor rico». Pero en realidad, si nos ponemos estrictos, no se trata de un sabor propiamente dicho, sino de un modulador del sabor, que expresa una sensación muy especial en boca cuando se une a otros sabores. SE supone que el kokumi tiene mucho que ver en la sensación de redondez o intensidad que nos colma el paladar, como la que provocan la mantequilla, las grasas, ciertos quesos y emulsiones sabrosas y aromáticas. Los expertos en etimología le atribuyen al concepto «kokumi» tres significados distintos: 1. pesado y oscuro, 2. espeso (como en los líquidos, sopas o salsas densos) y 3. fuerte, como un café expreso.

Kokumi equivale a riqueza y profundidad de sabor, rotundidad en boca y persistencia con un buen equilibrio. Los descubrió un equipo de investigadores nipones mientras experimentaba con un extracto de ajo diluido en agua. Tan diluido que ya estaba por debajo del umbral de la percepción. Finalmente, cuando se le añadieron dos componentes con gusto umami, el glutamato y el inosinato, el sabor a ajo reapareció con fuerza inusitada. El kokumi no tiene obligatoriamente que poseer un sabor claro y propio, sino que aviva el perfil de todos los demás sabores que lo rodean. Se ha analizado minuciosamente la familia de los glutama-

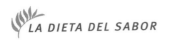
tos para detectar conexiones que liberan este efecto y el resultado es que el γ-glutamato-valil-glicina, un tripéptido, constituye uno de los enlaces más destacados y fuertes del kokumi que se conocen. Los investigadores suponen que tanto el kokumi como el umami son sensaciones que apuntan a la presencia de proteínas y aminoácidos en la alimentación. Tanto el sabor del primero como el del segundo se activan cuando se detectan aminoácidos o pequeños péptidos que se liberan en las reacciones de ciertos procesos de maduración.

En 2009, Thomas Hofman, de la Universidad Técnica de Múnich, y Andreas Dunkel, del Instituto de Química de los Alimentos de la Universidad de Múnster, descubrieron el kokumi en el queso gouda. Identificaron seis péptidos especiales como responsables del sabor inconfundible del gouda. Otros alimentos que contienen sustancias con una potente carga de kokumi son la salsa de pescado, la levadura, la salsa de soja, la pasta de gambas, otros quesos y la cerveza.

En Japón se considera que la mejor combinación para generar un sabor kokumi rotundo y redondo es maridar alimentos fermentados con grasas. Un caso clásico muy popular en aquellas tierras y que cada vez gana más terreno entre nosotros es la mantequilla de ajo negro. Para elaborarla, se seca el ajo común durante 40 días a 60 grados. Bajo tales condiciones, adquiere una coloración típica muy oscura (y gracias al cielo, deja de despedir aromas desagradables). El ajo negro ofrece un aroma extraordinario, entre dulzón y especiado, que recuerda al regaliz o al vinagre balsámico. Si le agregamos un poco de mantequilla, es puro kokumi. En Japón sirve para preparar galletas con suero de mantequilla o crackers de arroz.

Puesto que el kokumi potencia todos los elementos que componen cada sabor, le aporta a cada plato una firma propia e inconfundible. Ahora bien, el requisito más importante para lograr que el kokumi se exprese es el tiempo. Entre otros aspectos, es el secreto que se esconde bajo ese intenso sabor que caracteriza a recetas recalentadas varias veces, siempre y cuando estén bien condimentadas y contengan una buena dosis de proteínas y

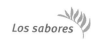

grasas. Piensa en una fabada, una lasaña o un perol de chili con carne. Yo no puedo pensar más que en mi receta favorita de la cocina del sur de Francia, el *Daube à la Provençale*. Se trata de un estofado tradicional de la Provenza, una receta en la cual la carne se guisa a fuego lento durante horas acompañada de las típicas hierbas aromáticas y de vino tinto. El primer día sabe de maravilla, pero el segundo o tercer día es sencillamente fantástico. Es un plato seductor, con un fundamento fabuloso, potente y delicado al mismo tiempo. No solo desprende un aroma irresistible, sino que, además, gracias a los procesos de maduración, las proteínas de la carne se transforman y descomponen en pequeñas moléculas libres de glutamatos y péptidos, con lo cual gana aún más intensidad y sabor. ¡Puro kokumi!

Eso sí, si partes a la búsqueda del kokumi, hay un ingrediente que jamás deberías escatimar: las grasas, porque aquí se portan de una forma excepcional, como portadoras ejemplares de aromas. Todos conocemos las reticencias de los solteros que trabajan a jornada completa y sus opiniones sobre si merece o no la pena cocinar para una sola persona. ¡Claro que merece la pena! Lo mejor es dedicar parte del domingo a preparar tu plato favorito en cantidades generosas, así el lunes y el martes regresarás a casa con la boca hecha agua.

Estofado a la provenzal

Ingredientes

- ✓ 500 gramos de carne de añojo, buey u otro vacuno, en dados
- ✓ 2 cebollas grandes, picadas en daditos
- ✓ 3 dientes de ajo
- ✓ 5 cucharadas de aceite de oliva
- ✓ 5 bayas de enebro, machadas en el mortero
- ✓ 2 hojas de laurel
- ✓ 2 ramitas de tomillo fresco
- ✓ 1 ramita de romero (como alternativa, puedes sustituirla por una cucharada de hierbas provenzales secas)

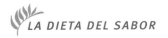

✓ 1 cucharadita de pimentón picante (si te gusta darle ese toque picantón)

✓ 2 cucharaditas de sal marina

✓ 5 zanahorias medianas, en rodajitas

✓ 3 ramas de apio, en rodajas finas

✓ 5 tomates secos, muy picaditos

✓ 10 aceitunas sin hueso

✓ ½ litro de caldo de verduras o agua de cocer patatas

✓ 1 litro de vino tinto

Para acompañar, pasta o patatas como guarnición

• •

Si te apetece, puedes dejar macerar la carne desde la noche anterior con aceite, hierbas y vinagre de vino tinto. Yo he modificado ligeramente la receta para hacerla más práctica. Así que lo único que haría falta para ponerse manos a la obra sería una olla bien grande. Yo lo hago así: rehogo las cebollas con un buen chorro de aceite de oliva, a fuego suave. Luego añado la carne y subo el fuego, para dorarla rápidamente sin dejar de remover. La clave es prestarle atención para que no se pegue. Las cebollas deben volverse transparentes y doradas, incluso un poco tostadas, pero sin que se quemen. Luego añado la sal, las especias, las hierbas, el ajo y sigo removiendo durante un par de minutos más. A continuación, lo riego todo con el vino tinto, agrego las verduras y los tomates secos y espero que rompa a hervir. Es entonces cuando le pongo la tapadera y lo dejo estofarse a fuego muy lento durante unas 3 horas, por lo menos.

Si prefieres que quede menos espeso, le puedes verter también ½ litro de caldo de verduras, tranquilamente. Yo suelo añadir agua de cocer patatas justo antes de terminar, porque ayuda a que se espese. Justo antes de servirlo, pruébalo y rectifica el punto con sal y pimienta.

Con las sobras, lo mejor es guardarlas en un lugar fresco y luego volver a calentarlas hasta que rompan a hervir, tras añadir ½ litro más de vino o caldo de verduras.

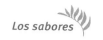

Graso

Descubrir el umami supuso una revelación: todavía quedan territorios inexplorados en la lengua. Quien crea que su cuerpo es transparente y que la ciencia ya ha investigado todas las células que lo forman, está en un craso error. No lo sabemos todo, ni mucho menos. Y gran parte de cuanto afirmamos saber se basa en suposiciones. El papel de la investigación es convertir esas conjeturas en evidencias científicas, lo cual implica cuantiosas inversiones y a menudo trabajos que duran años y años, cuando no décadas. Investigar exige paciencia y líneas maestras. Maik Behrens es un biólogo molecular del Instituto Alemán de Nutrición, con sede en Potsdam, que resume así los criterios con la vista puesta a identificar una nueva variedad de gusto:

1. Es preciso encontrar sus receptores.
2. Los receptores deben estar ubicados en los botones gustativos.
3. Es preciso confirmar si se trata de una población de células autónoma.
4. Debe transmitir la información directamente al cerebro, de forma independiente, sin combinarse con la de otras percepciones gustativas.
5. Ya en el cerebro, las notificaciones deben originar una única percepción, que no se construya combinando las percepciones de otros gustos distintos.

Behrens y sus compañeros de afanes han cubierto ya los primeros puntos para describir un nuevo gusto, el *graso*. Han aportado pruebas de que las papilas gustativas de la lengua albergan receptores que captan los ácidos grasos de cadena larga que flotan libremente, como los que nos brindan la mantequilla, la manteca de origen animal y el aceite, conocidos como triglicéridos, son responsables de esta textura cremosa que suele caracterizar a comidas ricas en grasas. Pero no generan un estímulo por sí solos. Hace falta masticarlos y digerir la comida para que ciertas enzimas (lipasas) descompongan las grasas neutrales y liberen los ácidos grasos, los cuales a su vez excitarán el sentido del gusto. «Las

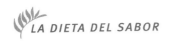

últimas indagaciones muestran que los ácidos grasos dejan en los sujetos de las pruebas una impresión propia, específica», explica el científico y nutricionista Richard Mattes. Él mismo desarrolló un estudio donde 102 sujetos participantes debían clasificar varios líquidos con distintos sabores. Primero se les servían unos vasitos cuyos contenidos ofrecían sabores dulce, salado, ácido, amargo, umami o graso. Los participantes distinguieron sin problema el dulce, el salado y el ácido. Pero la mayoría clasificó las muestras grasas dentro del grupo del gusto amargo. En la siguiente ronda, solamente se les presentaban tres sabores: umami, graso y amargo. Los sujetos identificaron con claridad el graso, distinguiéndolo de los otros dos. En el caso de los paladares finos, precisamente el perfil que Mattes había elegido para realizar el estudio, la mayoría de los catadores reconoció inmediatamente el graso como una variedad de gusto independiente, cuyo sabor percibían claramente distinto a los otros cinco gustos clásicos, ya conocidos. Si al final resulta que se acepta al *graso* como sexto sabor, los investigadores ya han pensado en un lindo nombre para bautizarlo: oleogustus.

Lo malo es que el graso, como sabor, no es tan simpático como su nombre, pues nos recuerda a los rollitos de primavera o las patatas sin sal que quizás hayamos comido ayer. Así lo describe Behrens: «Los ácidos grasos puros saben algo así como las grasas o aceites revenidos tras freír con ellos muchas veces». Su colega americano Mattes comparte esa visión pesimista: «No conozco a nadie a quien gusten los platos que se apelen solamente al gusto graso… lo más habitual es que ese sabor, por sí solo, provoque espasmos y ganas de vomitar». Justo aquí vuelve a escena la función de vigilancia y alarma del sentido del gusto. En su estado natural, las grasas de origen vegetal sin procesar ni calentar apenas contienen triglicéridos y por eso, en el plano del gusto, resultan agradables. Por el contrario, los frutos secos, los aceites vegetales rancios o las grasas para fritura que hemos calentado ya muchas veces sí son elementos ricos en ácidos grasos de cadena corta y media. Desde la perspectiva organoléptica, son bastante desagradables y hasta tóxicos. Sin la vigilancia

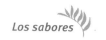

alerta de los receptores gustativos», nos expondríamos a esos venenos sin sospecharlo.

¡Precaución, grasas trans! Otra trampa gustativa

Las grasas procesadas industrialmente son una novedad dentro de la historia del ser humano y, por tanto, un fenómeno desconocido para los receptores gustativos. Los ácidos grasos trans se sintetizan al someter a procesamientos industriales grasas vegetales que son ricas en ácidos grasos insaturados. Por medio del proceso de solidificación, los aceites vegetales líquidos se transforman en grasas sólidas o de textura cremosa y untable. Al mismo tiempo, se altera su estructura y los ácidos grasos insaturados se convierten en ácidos grasos saturados. Las grasas trans tienen una gran ventaja, pues se conservan perfectamente durante largos períodos de tiempo y además, no se funden a temperatura ambiente, como sí les sucede a otras grasas. Por desgracia, no pierden esas propiedades cuando ingresan en nuestro organismo y por eso tardan mucho en abandonarlo. Preferentemente, se acumulan en los vasos sanguíneos, además de elevar el nivel de colesterol LDL en la sangre, entorpecen el metabolismo de los lípidos y aumentan el riesgo de sufrir enfermedades coronarias. La Sociedad Alemana de Nutrición recomienda limitar su consumo al mínimo posible; sin que supongan más del 1 % de las calorías que tomemos. Para adultos, eso equivale a entre 2 y 3 gramos diarios como máximo. Eso sí, lo más difícil es detectar su presencia, porque nuestros botones gustativos no están entrenados para reconocer las grasas trans. Y lo que es peor: en el plano sensorial, o sea, hablando de la sensación en boca, resultan extremadamente agradables, porque aportan un exquisito toque untuoso a aperitivos a base de harina, *croissants* y masas hojaldradas.

A todo esto, se añade que no es muy frecuente señalar con claridad la presencia de ácidos grasos trans en los envases. Por eso conviene prestar atención ante proclamas como «contiene grasas hidrogenadas» o «grasas parcialmente hidrogenadas», pues indica que ese producto incluye

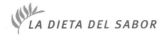

entre sus ingredientes ácidos grasos trans. Es común que aparezcan en alimentos de producción industrial, como margarinas, aperitivos y snacks, galletas, platos preparados y sopas de sobre, así como en productos fritos como las patatas chip o cortadas tipo paja o bastón, prefritas. Asimismo, es posible que esos mismos ácidos grasos trans aparezcan en casa o en las cocinas de establecimientos de hostelería si se fríe a altas temperaturas o se reutilizan grasas y aceites. Si quieres jugar sobre seguro, en lugar de comprar masas hojaldradas y *croissants* industriales, acude a panaderías y pastelerías donde trabajen artesanalmente. Es decir, vuelve al *croissant* original con su buena mantequilla.

Para cocer, dorar o freír en casa, lo más aconsejable es optar por emplear grasas y aceites con una buena estabilidad térmica, como la mantequilla o la manteca de origen animal, el aceite de oliva o el de colza. Ten cuidado de no calentar en exceso la sartén y que el aceite no comience a humear. La manteca y el aceite de coco son objeto de un debate encendido, con argumentos contradictorios. Yo personalmente recurro a estos últimos de vez en guando, porque dan buen resultado y no generan grasas trans.

• •

¿Cuándo saben realmente bien las grasas?

¿Te encantan los pasteles de crema o se te cierra el estómago con solo pensar en ellos? En cualquier caso, es posible que los culpables de esa sensación sean tus antepasados. Que las grasas nos gusten más o menos es cuestión de genética. En el *Journal of Lipid Research*, los investigadores de la Facultad de Medicina de la Universidad de Washington describen un gen denominado CD36, que cumple un importante papel como receptor al degustar grasas. En su estudio participaron 21 personas con sobrepeso, con un índice de masa corporal superior a 30, dotadas de diversas variantes del gen citado. Se les ofrecieron varias veces vasitos con tres líquidos diferentes, de los cuales tan solo uno contenía pequeñas cantidades de aceite. Las otras dos soluciones eran de constitución similar, pero estaban

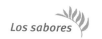

libres de grasas. El objetivo del experimento era determinar el umbral crítico de la percepción para las grasas en relación con cada variante del gen. El resultado confirmó la hipótesis de partida: que una persona aprecie el sabor graso con más o menos intensidad depende de la variante del gen que posea. La diferencia entre unos y otros es de hasta ocho niveles. Cuanto mayor fuese el índice de masa corporal de la persona, menor era su sensibilidad gustativa para lo graso. Como medida contra el sobrepeso, los científicos australianos recomiendan entrenar la lengua para que reconozca las grasas y detecte su presencia, ya que una sensibilidad elevada impediría un consumo excesivo.

Siempre y cuando no las ingiramos de una forma exagerada, las grasas naturales suponen un excelente aporte de energía. Además, los lípidos funcionan como transmisores del sabor. Este es uno de los motivos por los cuales los productos *light* que nos encontramos en los supermercados tienen un sabor menos intenso; así que, antes de salir de fábrica, se les añade una cantidad extra de aromas y azúcar para reforzar su atractivo al paladar. En líneas generales, las sustancias aromáticas son lipófilas (palabra que deriva del griego, es decir «amantes de las grasas»). Se arriman a las moléculas lipídicas y con esa estrategia evitan que las arrastren sus enemigos más enconados: el agua y el aire. Los amantes de las chips sabor barbacoa lo saben de sobra. Tras zamparse unas cuantas, los dedos (y la piel alrededor de los labios) continúan despidiendo esa fragancia incluso horas después, por más que se laven las manos. Para que las moléculas grasas que liberan ese aroma se desprendan de la piel hacen falta dosis extraordinarias de agua y jabón. Los cocineros conocen y aprecian que una de las virtudes de las grasas, en forma de mantequilla, manteca o «un toque de nata», consiste en impedir que los aromas se volatilicen y desvanezcan antes de lo debido, para que no se escapen en cuanto se levanta la tapa de la olla. La mantequilla y la nata eran y siguen siendo dos de las piedras angulares de la cocina francesa. Ya lo expresó con elocuencia Fernand Point, fundador de la *Nouvelle Cuisine* y maestro de Paul Bocuse: «Mantequilla, dadme mantequilla, siempre mantequilla».

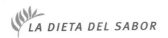

Test de aroma

Material: Tres vasos, 1 cucharilla, 100 ml de leche desnatada o semidesnatada (máx. 1,5 % de grasas), 100 ml de leche entera (mín. 3,5 % de grasas), 50 ml de nata y 50 ml de leche entera, cacao en polvo

Método: Pon los vasos en línea. Vierte en el primero la leche desnatada, en el segundo vierte leche entera y en el tercero, una mitad de nata y otra de leche entera. A continuación, disuelve en cada vaso una cucharadita de cacao en polvo. ¿Qué bebida presenta un sabor a cacao más intenso cuando la pruebas?

La idea: Cuanta más grasa contenga una bebida, los aromas se expresarán con más intensidad y durante más tiempo.

. . . .

¿Disponemos de un interruptor natural que gobierne la toma de grasas? Claro, y bien conocido. Piénsalo; en cuanto las noches se enfrían, el apetito cambia también. De repente, ya no te sacian las «ensaladitas veraniegas», el cuerpo te pide que le eches un chorrito de nata a las salsas y los estofados potentes te atraen como la miel a las moscas. ¿Pero cuál es la raíz de ese apetito invernal? Los investigadores sospechan que detrás de él se esconden los vestigios de un instinto parecido al de las ardillas. Desde siempre, hemos almacenado provisiones. Nuestros abuelos almacenaban patatas en sótanos y bodegas, lugares frescos y oscuros donde se conservaban estupendamente patatas, manzanas, zanahorias, remolachas y diversos tubérculos. Fermentar, salar, ahumar, secar, escabechar o elaborar conservas: nuestros antepasados idearon una extensa gama de trucos y técnicas para asegurarse el abastecimiento de alimentos durante los meses de frío, llenos de privaciones. Llenar bien la despensa y la bodega era uno de los dos métodos esenciales. El otro era acumular reservas directamente en forma de cartucheras y michelines, pues a más grasa corporal, más probabilidades de sobrevivir a tiempos duros, de rigores invernales. La receta más fiable para forrarnos con un buen colchón es ingerir comidas ricas

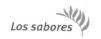

en grasas. Sin olvidar que la fructosa procesada por el hígado también se puede transformar en reservas de lípidos.

La situación era especialmente complicada allí donde escasea la vegetación y reinan los inviernos duros, largos y gélidos, con heladas persistentes. Lugares como Groenlandia. Vincent Klink ha expuesto sus papilas gustativas a las costumbres alimentarias tradicionales de las tierras más al norte. «Los platos sencillos, las recetas tradicionales, nos hablan sobre la cultura de estos países. ¿No es cierto que la mejor forma de conocer a un pueblo es cocinar y sentarse a la mesa con ellos?». Al menos a primera vista, la comida de los pueblos esquimales o inuit parece todo un reto. «Aquí se sirven alimentos que están en plena descomposición, podridos, fermentados. Cosas que en otras latitudes acabarían en el cubo de la basura orgánica». Fijémonos, por ejemplo, en el ulisimali, el plato más célebre de la costa oriental: carne de foca podrida. Se afeitan las aletas del animal, se lavan y se envuelven en un piel de foca bien cosida o se envasan en una lata, que posteriormente se pone a calentar al sol en el alféizar de una ventana.

Durante milenios, la carne de foca cruda fue la principal fuente de nutrientes de los habitantes de esta gigantesca isla del Ártico. En estas circunstancias, la carne tiene más vitaminas, incluida la valiosísima vitamina C, sensible al calor. En lugar de kiwis, en el Ártico tenían que arreglarse con las grasientas aletas de foca. Si cuando eras pequeño te obligaron alguna vez a tomar aceite de hígado de bacalao, quizás te hagas una vaga idea de su sabor, atroz. Este aceite se obtiene a partir del hígado de este pescado y sabe, básicamente, a aceite de pescado. Bueno, el sabor y el gusto también son cuestión de costumbres. Si tu paladar se familiariza con los ácidos grasos desde la niñez, acabarás considerándolos un alimento como otro cualquiera e incluso apreciando sus cualidades de sabor. A fin de cuentas, sin el aporte energético de las grasas, las temperaturas glaciales serían prácticamente insoportables. Funcionan como un haz de leña en la estufa, que mientras arde despide una agradable sensación de calidez.

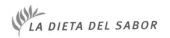

¿Entonces, las grasas saben mejor con el frío? Esta duda me asaltó una vez que estuve en la isla de Hiddensee y se me ocurrió darme un bañito (muy corto, es verdad) en las fresquitas aguas del Mar Báltico, que estaban a unos 13 grados. En ese preciso instante se me despertó un hambre de lobo; el cuerpo me exigía zamparme un rodaballo bien untuoso. Salí de la playa y me dirigí sin perder un segundo al puerto de Kloster, a un puesto de pescado ahumado. Repetí la misma rutina durante varios días, hasta que cambió el tiempo, viró el viento y se renovaron las aguas, cuya temperatura se suavizó. El termómetro marcaba 30 °C de temperatura en el aire y las ganas de atiborrarme de pescado humado se habían esfumado.

Los estudios científicos han demostrado que el aumento y la disminución del apetito de grasas relacionado con la temperatura exterior es responsabilidad de ciertos mensajeros químicos que actúan en nuestro organismo. Se trata de sustancias similares al cannabis, conocidas como endocanabinoides, capaces de desencadenar ataques de hambre voraces. Los alimentos ricos en grasas provocan que esos mensajeros químicos tan similares al cannabis se segreguen en el intestino. Investigadores de la Universidad de California en Irvine realizaron una serie de ensayos con ratas de laboratorio donde les permitieron lamer emulsiones de aceite de maíz, pero les impedían que se tragasen el líquido en sí, muy rico en grasas. Así podían medir de forma aislada el efecto del sabor graso sobre el organismo. Mientras esto sucedía, medían también las concentraciones de endocanabinoides en distintas regiones del cerebro y distintos tejidos del cuerpo. Resultó que los valores solamente subían en la zona anterior del tracto digestivo. Ni en el cerebro ni en ningún otro órgano. Y así lo explican: «Nuestras investigaciones han desvelado un papel inesperado de los endocanabinoides del intestino, que controlan el apetito por las grasas a través del gusto». Sospechan que los principios activos podrían comportarse dentro del intestino como si fuesen un interruptor.

Desde la perspectiva evolutiva, es lógico seguir una dieta rica en grasas durante la época invernal. La naturaleza no había previsto que ahora

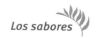
vivamos en recintos con calefacción y podamos engullir patatas fritas y escalopes empanados a cualquier hora del día o de la noche. La capacidad de almacenaje de las células adiposas es muchísimo mayor que nuestra capacidad para aprovechar las grasas. Conclusión: en Navidad tienes permiso para disfrutar tranquilamente del cordero, del pavo asado, de los canelones y del roscón de Reyes. Pero tienes que hacer lo mismo que los inuit, darle al cuerpo la oportunidad de quemar esas grasas, o sea, al aire libre y con el termómetro bajo cero. Por supuesto, lo más recomendable es que con la llegada de la primavera acciones el interruptor y adaptes la dieta al cambio estacional. Las ensaladas repletas de vitaminas y fruta fresca de temporada te sabrán entonces mejor que los turrones.

Degustación

¿Notas la diferencia entre el yogur desnatado y el entero?

Necesitarás seis cucharillas y seis vasos distintos de yogur natural, de marcas diferentes, que tengan 0,8 %, 1,5 %, 3,5 % y 10 % de grasas (por ejemplo, yogur natural estilo griego, sin edulcorar). En la parte de debajo de cada cuchara, anota el contenido en grasas, con una nota autoadhesiva o algo así.

Pon una pequeña muestra de cada yogur sobre su correspondiente cucharilla. Ahora ponlas todas juntas, en línea. Lo ideal sería que no supieses qué clase de yogur contiene cada una. Tapa los yogures con un paño. A continuación, prueba una por una las seis muestras y concéntrate a fondo en el yogur que tienes en la boca. Analiza la textura, la cremosidad, la untuosidad, la densidad, la sedosidad o la consistencia terrosa, la acidez, la dulzura y la interacción o la forma en que pasa por tu paladar cada variedad. Toma nota acerca de estos puntos:

1. ¿Qué es lo que primero te llama la atención?
2. ¿Cuánto tiempo perdura la primera impresión, aproximadamente?
3. ¿Qué sensaciones percibes a continuación?
4. ¿Cómo describirías el paso por el paladar y el gusto en la lengua?

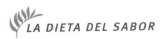

5. ¿Detectas algún regusto o sabor secundario (como amargor, por ejemplo)?

6. ¿Qué sabor predomina al final, tras el paso por boca?

7. ¿Qué nota le darías, de 1 a 9?

Ordena todas las muestras en una clasificación descendente, empezando por la mejor, hasta la peor. ¿Qué contenido en grasas te ha resultado más agradable sensorialmente? Lo más divertido sería realizar este test con varios participantes. Eso sí, cada uno debería concentrarse en sus muestras y notas, sin muchas distracciones. Luego podéis comentar las valoraciones a vuestras anchas.

. . . .

Umbral de sensibilidad y adaptación

Cada cualidad gustativa cuenta con un umbral de percepción específico. Se trata de un valor a partir del cual se vuelve identificable una sustancia gustativa disuelta en agua. Las sustancias amargas tienen un umbral de percepción particularmente bajo. Por ejemplo, es suficiente diluir 0,002 gramos del alcaloide quitina en un litro de agua para percibir su sabor amargo. Con ese mismo volumen de agua, serían precisos 17 gramos de azúcar de mesa (sacarosa) para notar el dulce. El salado se nota a partir de que añadamos aproximadamente 1 gramo de sal. Eso sí, el umbral de percepción es variable. A pesar de que el estímulo se mantenga igual, a medida que aumenta la duración de la estimulación, se reduce la intensidad del sabor que se capta. Si probásemos con una solución de sal de mesa al 5 %, la adaptación comenzaría tras 8 segundos, más o menos.

La adaptación a una cualidad gustativa influye también sobre la sensibilidad hacia otras variantes gustativas. Por eso el gusto dulce se percibe con mucha más fuerza cuando estamos adaptados al gusto ácido, y viceversa. En este caso, hablamos de contrastes. Dichos contrastes cumplen una función muy importante en los alimentos, pero sobre todo en los esti-

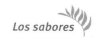

mulantes. Jugar con la atención nos provoca un cosquilleo muy especial. Podríamos comparar los contrastes gustativos con las imágenes remanentes «en negativo» que vemos tras fijar la vista durante mucho tiempo en un objeto. Por ejemplo, si nos concentramos en algo de color azul y verde, los conos de la retina que perciben estas tonalidades se vuelven insensibles, pero los que captan el rojo siguen actuando. Si a continuación miramos una superficie blanca formada por superposición de tonos rojos, azules y verdes, en lugar de blanca la veremos roja.

Otra peculiaridad son los conocidos como espectros de reacción, cuando los estímulos de distintas variedades gustativas siguen cronogramas propios en cada caso. Esas diferencias temporales son fruto de las diferentes frecuencias de las fibras nerviosas aferentes. Como consecuencia, hay células que ocupan un lugar especial en la jerarquía de la sensibilidad frente a los gustos básicos: el dulce va antes que el salado y el amargo. Al mismo tiempo, otras células están condicionadas por prioridades diferentes. Cada fibra codifica los estímulos gustativos siguiendo un código propio. Ese patrón de reacción de cada fibra nerviosa individual se denomina perfil gustativo. A su vez, el cerebro tiene la capacidad de analizar esa información codificada, para lo cual se ayuda detectando y reconociendo patrones y así averigua el tipo y la concentración de la sustancia causante del estímulo. Conocer estos procesos es lo que ha hecho posible la cocina molecular de chefs como Ferran Adrià, que propone interpretaciones radicalmente novedosas de recetas e ingredientes tradicionales. También los vitivinicultores tienen en cuenta los distintos contrastes y cronogramas a la hora de seleccionar las variedades de uva para elaborar sus vinos.

7

Aromas

Cómo los aromas seducen los sentidos y guían el apetito

Cada vez que regreso a Weimar, incluso antes de llegar a la Marktplatz, me rodea y envuelve el olorcillo de las salchichas bratwurst a la plancha. Antes de hincarles el diente, me regodeo con ese aroma: el picor del humo del carbón, el perfume dulzón de la carne, con sus notas de mejorana y comino. Por supuesto, con un panecillo tierno y una generosa ración de mostaza picante de la marca Born, para untar la salchicha por todas partes, en parte para que ayudar a que se enfríe un poco y por fin pueda dar el primer bocado.

Ni en sueños se me ocurriría comerme una bratwurst en ningún otro lugar. Después de todo, apenas como carne y embutidos, prácticamente nunca. No me gusta ni su consistencia ni la idea de que esa carne está aprisionada en las tripas de un animal (por muy bien que las hayan limpiado). Pero en Weimar me doy ese capricho, aunque no es por las salchichas, sino por la ciudad. Y por ese olorcillo.

El olfato está conectado con los recuerdos, lo notamos casi todos los días, aunque pocas veces de forma consciente. Salvo si percibimos el aroma de alguna comida que nos despierta profundas emociones. Este efecto se conoce en el ámbito científico como «efecto de Proust», en honor

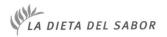

del famoso escritor francés Marcel Proust. En su celebérrima novela *En busca del tiempo perdido*, el narrador mojaba una magdalena en una tila y el aroma que se desprende le trae a la memoria recuerdos de su niñez que había olvidado años atrás.

Al igual que sucede con el gusto, el sentido del olfato está estrechamente relacionado con el sistema límbico, que guarda recuerdos emocionales, pero también con la memoria. Además de los olores, reunimos y retenemos los estados de humor, los lugares y las experiencias asociados de cada momento concreto. Todas las experiencias olfativas recopiladas a lo largo de la vida dejan una huella en el cerebro y conforman una memoria olfativa individual y única para cada persona. De acuerdo con diversos estudios, los recuerdos evocados por la acción de un olor generan reacciones emocionales más intensas que aquellos despertados al contemplar imágenes, escuchar melodías o percibir tactos.

Cuando nos falla el sentido del olfato, queda claro con total contundencia que existe una concatenación muy especial entre experiencias olfativas y gustativas. Basta un pequeño resfriado para perdernos la sinfonía de sensaciones que ofrece un plato preparado con esmero y finura. O la paleta de placeres que atesora una humilde salchicha. Que seamos incapaces de olfatear lo que hay en el plato es malo de por sí, pero lo peor es que el sabor se queda incompleto. La culpa la tiene la sensibilidad retronasal, un proceso olfativo que tiene lugar justo detrás de la boca, en el espacio nasofaríngeo, donde los aromas procedentes de la cavidad bucal ascienden, de modo que cuando expulsamos aire al respirar, penetran en la nariz. La percepción retronasal es fundamental para degustar y cuando nos resfriamos, queda inutilizada.

Es obvio que, con la boca cerrada, las impresiones captadas por vía retronasal son más intensas que nunca. Comer a lo loco, masticando con la boca abierta, no sirve más que para facilitar que el aire se evacúe por delante, en lugar de circular hacia atrás y llegar a la nariz. Y con él se escapan las delicadas sustancias aromáticas volatilizadas. Ojo, porque son miles y miles. Sobre todo, porque pocas veces se manifiestan en solitario;

casi siempre las percibimos en combinación con otras. Sin embargo, existen aromas individuales que expresan un olor típico. Por ejemplo, el éster de ácido etilbutírico huele a piña, el acetato de hexilo huele a manzana y el 4-metoxi-2-metil-2-butanetiol huele a grosellas negras. Este último, eso sí, en pequeñas dosis. En concentraciones elevadas, apesta a orines de gato.

De una forma parecida a los sabores, los aromas deberían avisarnos de la presencia de alimentos no comestibles o deteriorados, así como señalar los que sí sean ricos en energía y comestibles. Pero lo que más destaca es que aumentan el placer que experimentamos al comer. Los aromas surgen como resultado de procesos de transformación y maduración, o bien se los añadimos a la comida en forma de especias, hierbas y humo. Una sal ahumada no ofrece simplemente el gusto salado, sino un toque a fogata o barbacoa. Y si al azúcar lo complementamos con un golpe de canela, nos despierta automáticamente el recuerdo al arroz con leche o las papillas. Sin la canela no brotarían de la memoria.

Cuando hablamos de sabor, en realidad estamos hablando del aroma en muchísimos casos. El idioma inglés dispone de dos conceptos y términos distintos para ellos. *Taste* para el gusto y *flavour* para el aroma. Por tanto, denominan *flavorist* genéricamente a los profesionales cuya misión es concebir y afinar aromas para la industria alimentaria. Sin estos especialistas, los chupa-chups no serían más que bolas de azúcar, el zumo sería agua azucarada y la Nutella no sería esa exquisitez, sino una sencilla pasta untable sin olor característico. Qué aromas se añaden, ahí se esconde la clave. Existen aromas naturales, otros idénticos a los naturales, finalmente, aromas artificiales o sintéticos. Quizás sea una sorpresa para mucha gente, pero lo cierto es que el aroma «natural» a frambuesa se obtiene de la madera de cedro, mientras que los aromas naturales a melocotón, coco y manzana se extraen con la ayuda de mohos específicos. No suena muy apetitoso, desde luego, pero todos son procesos admitidos por la legislación. De hecho, la demanda de aromas es tan colosal que, si se intentase emplear exclusivamente frutas natu-

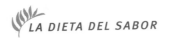

rales, resultaría inviable cubrirla. El total mundial de dicha demanda supera con mucho lo que sería posible cultivar y recolectar. De acuerdo con lo prescrito por las autoridades legisladoras, los aromas naturales deben proceder de materias primas vegetales o animales. Y las bacterias, las enzimas, las levaduras, la madera e incluso las virutas cumplen esa condición.

Con todo, en lugar de utilizar fresas «auténticas», es muy habitual que los yogures sabor fresa se elaboren empleando aromas «idénticos a los naturales», cuya estructura coincide exactamente con la del original, presente ya en la naturaleza.

Veamos el caso del mentol, el epítome del frescor. En la naturaleza se encuentra, por ejemplo, en la hierbabuena o la menta. Se caracteriza por su agradable sabor refrescante, que además transmite una sensación de frío y hasta ligeramente anestesiante. Estas propiedades lo vuelven muy atractivo para diversos sectores: para productores de dulces y golosinas por un lado, pero también para la industria farmacéutica o la cosmética. La menta es una hierba robusta, que prolifera en casi cualquier lugar. Junto a la menta pepermín coexiste una infinidad de especies relacionadas, como la menta acuática, la menta cervina o la menta poleo. Y en realidad es muy sencillo obtener aceite de menta para fines culinarios, cosméticos o curativos, hasta puedes hacerlo en casa. Toma un puñado de hojas de menta recién recolectadas e introdúcelas en un tarro de cristal esterilizado (hervido) con tapa de rosca. Luego llena el tarro hasta rebosar con aceite de oliva y déjalo reposar durante cuatro semanas en un lugar con mucha luz. Agítalo a diario. Transcurridas las cuatro semanas, filtra el aceite aromatizado colándolo con la ayuda de un paño limpio y guárdalo en una botella opaca, donde se conservará durante meses. El mentol es uno de los aromas más utilizados en todo el planeta. Pero hace tiempo que su origen no está en plantaciones de menta, sino en máquinas. En verano de 2012, BASF tomó el control de la mayor planta de producción mundial de extracto natural de mentol. En la página web de la empresa se afirma que el mentol se obtiene siguiendo un procedimiento completamente nuevo, fiable y seguro, sometido a controles de calidad constantes. Y su base es el citral idéntico al natural (presente de forma natural en la cáscara de las naranjas).

«Uno de los pasos clave del nuevo procedimiento es la hidrogenación asimétrica», explica Rocco Paciello, investigador de BASF. «Para ello hemos desarrollado un sistema de catalizadores especial, de alta eficiencia, que se ocupa de que el citral produzca tan solo un enantiómero concreto. A partir de ese producto intermedio, con dos fases de síntesis más, se elabora el l-mentol. (…) Esta innovación no solo ahorra tiempo, sino que además, aprovecha mejor los recursos, pues una misma cantidad de materias primas rinde más l-mentol, con una pureza del 99,7 %». En cualquier caso, el mentol obtenido de forma idéntica al natural pero a partir de citral está tan alejado de una plantita de menta como lo está una manzana respecto de un ordenador. A pesar de todo, la mayoría de las sustancias aromatizantes «naturales» o de «extractos naturales» que sirven como aditivos no tienen la obligación de declarar su verdadera procedencia, dado que, siguiendo su argumentación, sus moléculas son exactamente iguales que las que encontramos en la naturaleza.

El primer extracto aromático idéntico a su contrapartida natural que se sintetizó en laboratorio fue la vainillina. Lo hizo el químico Wilhelm Haarmann, oriundo de Holzminden, allá por 1874 y empleando como ingrediente de partida la coniferina, que había obtenido de la madera de varias coníferas. Cuando entra en contacto con dicromato de potasio y ácido sulfúrico, la coniferina se oxida y se obtiene vainillina. Posteriormente, los primeros procesos de producción comercial de la vainillina partían del eugenol. Actualmente se recurre a un método más económico, que la sintetiza a partir del guaiacol o la lignina, un componente de la madera, subproducto resultante de la producción papelera industrial. La patente de la vainillina fue el pilar maestro sobre el que se irguió Symrise, una de las mayores empresas mundiales en el campo de la producción de aromas. Hoy cotiza en bolsa y tiene

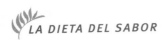

presencia en más de 90 centros de todo el mundo, con ventas por valor de miles de millones.

Ahora bien, para conseguir un aroma que imite casi a la perfección al auténtico y engañe a los sentidos, es suficiente con un puñado de componentes aromáticos. De entre los 500 aromas individuales (más o menos) que alberga una fresca, basta contar con una docena para recrear la fragancia de esa fruta. Es suficiente contar con nueve sustancias de partida para reproducir el sabor de los plátanos. Todavía hacen falta menos para copiar las propiedades olfativas del zumo de cereza. Pruébalo: solo tienes que verter unas gotas de aroma de almendras amargas en un vaso de zumo de manzana y colorear la mezcla con una cucharadita de zumo de remolacha. Cualquiera que lo pruebe pensará que es zumo de cereza, si no avisas (el color contribuye mucho al engaño). Pero está a años luz de distancia del auténtico jugo obtenido de frutas frescas. En cualquier caso, si nunca o casi nunca hemos catado el original, nos podría gustar perfectamente.

Los aromas artificiales están un escalón más lejos que los extractos naturales de aromas. Se trata de elementos completamente sintetizados en laboratorio, mediante procesos artificiales, sometidos por tanto a la obligación de declarar su origen incondicionalmente.

Según lo estipula la legislación, los aromas artificiales son «sustancias definidas químicamente con propiedades aromáticas, obtenidas mediante síntesis química, pero que no son químicamente iguales a una sustancia que exista en una sustancia básica natural de origen vegetal o animal». Por ejemplo, la etilvainillina. Se diferencia de la vainillina porque sustituye el grupo metilo por un grupo etilo. La etilvainillina no está presente en ningún producto o compuesto natural, pero sí aparece en una larga serie de alimentos: helados, refrescos, productos de repostería y alimentos para bebés elaborados industrialmente.

No obstante, hay algo que debemos tener muy en cuenta: las bebidas, los dulces y los platos preparados aromatizados no contienen más que una fracción de los componentes del sabor original. Se trata de una limitación artificial, la cual provoca que no experimentemos jamás algunos sabores naturales y, por tanto, tampoco sepamos reconocerlos. Así que terminamos considerando natural aquello que es artificial. Para el sentido del olfato tiene especial relevancia la huella que deja la alimentación de la infancia más temprana, ya que la memoria olfativa se construye en gran medida durante los tres primeros años de vida. En este ámbito, son decisivos aquellos olores que percibimos como familiares y seguros, de confianza. Un niño pequeño no detecta diferencias entre aromas naturales, extractos de aromas idénticos a los naturales y aromas artificiales. No controla qué es lo que se le sirve en el plato o el biberón. Lo esencial es que le transmita seguridad. Para los padres, lo fundamental es percibir «buenas sensaciones» al elegir la alimentación de sus hijos. Pero parece que esa sensación es bastante fácil de satisfacer. Nestlé publicita en Malasia una bebida energética llamada Milo con la promesa de que los niños que la tomen serán más activos y pasarán menos tiempo delante del ordenador y del televisor. Se presenta en forma de polvo soluble y está compuesta en un 52 % por azúcar. En lo que respecta al aromatizante, lleva vainillina. De acuerdo con el instituto de investigación de mercados Euromonitor, Nestlé ha incrementado sus ventas en Malasia durante los últimos cinco años, multiplicándolas hasta duplicarlas y más. Este país registra las tasas de obesidad más elevadas de toda Asia y no se aprecia allí ni rastro de una «conducta ejemplar en los medios de comunicación».

El *marketing* de los aromas

El olor de una tarta de manzana recién salida del horno es un cebo magnífico. Nos recuerda a la infancia, a meriendas bajo los árboles, a la familia y a una honda sensación de seguridad: un idilio campestre. Y aunque suene sospechosamente parecido a un cliché, al menos los agentes inmobiliarios se aprovechan de este factor, pues saben por experiencia que las viviendas que huelen a tarta de manzana recién hecha tardan menos en

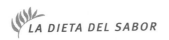

venderse y consiguen precios más altos. Por eso es bastante frecuente que echen mano del ambientador antes de una visita.

Los establecimientos de la cadena Dunkin' Donuts se anuncian en los autobuses urbanos e interurbanos de Corea del Sur con la ayuda de aromas de café, esparcidos desde ambientadores impolutos mientras la melodía publicitaria de la empresa bombardea a los pasajeros por los altavoces. Las sensaciones corporales influyen sobre la toma de decisiones sin que seamos conscientes de ello, en un proceso que se denomina «Embodied Cognition». Cuanto más sutil sea la captación del influjo, más eficaz será este último. La clave es convencer al cliente de que ha tomado la decisión por sí mismo.

Pero cuando en la piscina se venden patatas fritas, en los estadios perritos calientes y en las estaciones de tren o autobús galletas saladas, lo cierto es que esas elecciones no descansan obligatoriamente sobre su libertad para escoger. Ha elegido la nariz en su nombre, porque posee algo así como un circuito propio que la conecta con el centro de motivación. Como mucho, podemos decidir en contra de algo. Si hemos ido a darnos un baño a la piscina, eso significa decir no a las patatas fritas... ¿a que no resulta fácil? Aradhna Krishna, directora del Laboratorio de Marketing de la Universidad de Michigan, ha constatado que la manipulación olfativa es más eficaz cuando nuestros sentidos se refuerzan recíprocamente. Por ejemplo, cuando el olfato reafirma al gusto. La ecuación «rayos de sol» + «bañador mojado sobre la piel» + «olor a cloro» + «olor a fritura» arroja como resultado «ganas de comer patatas fritas».

Diversos proveedores de servicios explotan también esa misma amplificación cruzada. Piensa en la canela, esa especia que transmite calidez. Cuando uses un cojín calefactor eléctrico que despida ese mismo aroma de forma discreta y agradable, te parecerá que calienta más. Los aromas a canela y vainilla se emplean a menudo en alimentos que contienen mucho azúcar. Esto hace que ambos cumplan como edulcorantes excelentes, aunque en realidad ni la canela ni la vainilla en sí tengan gusto dulce, ni por asomo. Lo que funciona en este caso es la memoria, que los ha guardado en el apartado «dulce» y por eso nos hace creer que hemos comido algo dulce, con todas sus ventajas hormonales y su acción antidepresiva.

Rachel Herz es una neurocientífica de Rhode Island, al sur de Boston, que figura a la vanguardia de la investigación sobre olfato, emociones y motivación. En su libro *Why We Eat What We Eat* explica por qué tras una discusión, cuando sufrimos penas de amor o hemos vivido una decepción en el ámbito laboral solemos consolarnos comiendo ciertos alimentos. No es tanto por hambre pura y dura, sino más bien porque el aroma de lo que ingerimos nos acerca a un estado de relajación psicológica. Sería suficiente olisquear esa misma comida para aliviar nuestra hambre emocional y psicológica. Por desgracia, no nos ha contado si esa misma solución es útil contra el hambre genuina. Este es su consejo: «Huele con atención tu plato favorito y espera a que se vaya relajando tu estado de ánimo». Los efluvios de una delicia capaz de calmarnos los nervios bastarían para hacer desaparecer las preocupaciones y despertar sentimientos de bienestar, seguridad y relajación.

Ahora bien, no todas las fragancias tienen efectos relajantes. Hay algunas que provocan auténtica claustrofobia y tensan los nervios. De acuerdo con un estudio de la Universidad Concordia de Montreal, en esta categoría se sitúan ciertos aromas que se pulverizan periódicamente en las tiendas de franquicias de Abercrombie & Fitch o de Hollister. A mí, personalmente, esos síntomas desagradables se me manifiestan con el típico olor de la consulta del dentista.

Clasificación de los aromas

Para clasificar aromas disponemos de ruedas de aromas, mapas compuestos por tres círculos de distinto tamaño, superpuestos, que nos ayudan a percibirlos, reconocerlos y describirlos. Existen ruedas de aromas estandarizadas para diversos grupos de productos alimentarios, como el vino, el pan, el queso, la cerveza, el café o el té. En primer lugar, se dividen las sustancias en familias aromáticas o categorías olfativas,

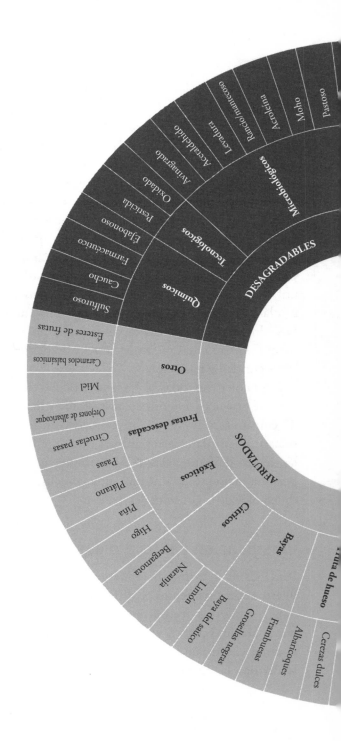

Gráfico rueda de á

Café
Caramelo
Malteado
Ahumado
Avellana
Coco
Almendra amarga
Canela
Nuez moscada
Vainilla
Regaliz
Pimienta
Resina
Cera
Tonel de madera
Sotobosque
Setas
Césped
Hierbas silvestres
Heno
Alubias
Flor de saúco
Rosa
Geranio
Flor del tilo
Lavanda
Dulce
Ácido
Amargo
Astringente
Ardiente

Aromas tostados
Frutos secos
Especiados
Maderosos
Terrosos
Verdosos
Básicos

TOSTADOS
ESPECIADOS
VEGETALES
FLORALES
ELEMENTA
Trigeminales

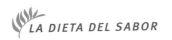

que conforman el círculo interior (entre otras: florales, microbiológicos, terrosos, vegetales, frutales, etc.). El círculo intermedio subdivide a las familias aromáticas en subfamilias (por ejemplo, brotes, verduras, humus, cítricos, frutos del bosque) y el círculo exterior alberga a los alimentos o variedades individuales correspondientes (rosas, pepino, setas, limón, frambuesa, etc.).

La percepción de los aromas

Normalmente, comenzamos a percibir los aromas por vía ortonasal, o sea, por la parte delantera de la nariz. Antes de que el sumiller beba un sorbito de vino para catarlo, lo olisquea para captar y reconocer las cualidades típicas de su olor. Después toma un traguito y lo hace circular por el paladar, manteniendo la boca cerrada. Al airear el líquido y enjuagar con él toda la cavidad bucal, se desarrolla una mezcla rica en aromas. Poco a poco, el perfil del vino degustado se va abriendo y revelando. Las notas típicas y los matices de la variedad de uva, la región y el modo de vinificación hacen acto de presencia, paso a paso. Al espirar y expulsar aire por la nariz, las moléculas llegan al espacio retronasal y a la mucosa olfativa, donde se topan con sus correspondientes receptores. De ahí parten las fibras nerviosas que comunican las células olfativas con el bulbo olfatorio. Una vez allí, a su vez, las células mitrales filtran y refuerzan los estímulos sensoriales antes de retransmitirlos al córtex olfativo primario del cerebro. Esas impresiones se combinan con las percepciones gustativas y táctiles (dulzura, acidez, viscosidad, tacto aterciopelado, astringencia, etc.), además de con la impresión visual sobre el color para, finalmente, conformar la impresión conjunta final del vino.

Este proceso tan delicado no se circunscribe solo al vino, sino que puede aplicarse a cualquier otro alimento. Pan, queso, carnes, café. Antes de comer, olemos con la nariz y mientras masticamos y tragamos, seguimos olfateando en el espacio nasofaríngeo. Ambos procesos exigen atención y un entorno tan libre de otros olores como sea posible.

Entretanto, los perfumes se aplican de forma generalizada, incluso en automóviles, trenes y teléfonos móviles. Si buscamos por «aromas favoritos» en Google, nos ofrecerá una lista con más de un millón de resultados y un montón de anuncios que no hemos solicitado, publicitando líquidos para cigarrillos electrónicos. ¿Es que ya no quedan lugares donde refugiarse de esta plaga, sitios sin ambientadores? ¿Y a qué huele allí? ¿A pino, a agua de manantial, a hierba fresca? Por si fuera poco, cada persona tiene su propio olor, repleto de información hormonal y genética. En alemán, en lugar de la típica expresión española que indica que «tragamos o no» a alguien, se dice que «se deja oler bien» para expresar una simpatía mutua. Incluso para designar cierta atracción erótica, a veces. Napoleón le enviaba cartas a su esposa Josefina en plena campaña, desde los campos de batalla, pidiéndole expresamente lo siguiente: «Llegaré dentro de tres días. No te laves».

Las ventajas de masticar

«Come despacio, mastica cada bocado al menos 20 o 30 veces, que el estómago no tiene dientes»: este consejo era un clásico de otros tiempos. Cuando era niña, me parecía insoportable tener que aguantar con la comida en la boca durante más de 3 segundos. Cuando tenía hambre, no pensaba en nada más que en tragar y embuchar hasta hartarme. Pero las cosas fueron cambiando y hoy me parece desagradable tener que engullir la comida a toda velocidad. Ojo, ya me lo parecía antes de enterarme de que, si no masticamos bien, los fragmentos grandes e irregulares provocan que el estómago después sufra una notable hinchazón. Las enzimas presentes en la saliva (como la amilasa o la lipasa) pueden prevenir ese problema, puesto que su función es descomponer y comenzar la digestión de los componentes de la nutrición. Y deglutir a toda velocidad tiene aún otra desventaja más, porque masticar es imprescindible para disfrutar de la comida. Al mascar se liberan muchos más aromas y sus distintos cronogramas de desarrollo y expresión perduran más tiempo en la boca, lo cual permite paladearlos mejor. En resumen: un sibarita no zampa sin más, sino que degusta.

· ·

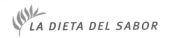

¿Es posible saciarse solamente con el olor?

Ante las puertas de nuestra casa late el corazón gastronómico de Europa. En la Cuchara de San Telmo y en el Bar Atari se amontonan las bandejas repletas de montañas de deliciosas tapas y riquísimos pintxos. Pulpo, gamas al ajillo, pescaditos fritos, pimientos rellenos, crema de alubias y tortilla de patatas, servidos sobre rodajas de pan rústico blanco, atravesados siempre por un mondadientes. De la cocina, los camareros traen unas cacerolas humeantes haciendo equilibrios, con paletilla de cordero tierna como la manteca y carrilleras de buey. Como artistas circenses, se las ingenian para serpentear entre la concurrencia. Cada plato va atrapando miradas deseosas de los presentes hasta que por fin llega a su destino. Estamos en San Sebastián, las colas frente a los bares se extienden metros y más metros hasta bien entrada la noche. Quienes no están esperando su turno, es porque han conseguido hacerse con una de las pocas mesas o se han aposentado en los escalones que llevan a la basílica, justo en frente, con los platos apoyados sobre las rodillas, sin más protocolo. Reina un jaleo fenomenal, en la buhardilla que hemos alquilado a través de Airbnb no nos llega ni un pío, probablemente porque todas las ventanas dan a un patio interior. Pero cuando las abrimos, una vaharada penetrante nos sacude, como una bofetada. Es como si las chimeneas que evacúan los humos de las cocinas de todos esos restaurantes desembocasen directamente en nuestro dormitorio. El olor nos inunda y nos catapulta a lo más íntimo de la cocina española. Al alma de todas las cocinas, directamente a los fogones. Huele a frituras, a asados, a hervidos, a estofados. A lo único que no huele es a aire fresco. Por la noche, soñamos con montañas de carnes, con un paisaje de pesadilla, un infierno marcado por el pecado de la gula, como un cuadro de El Bosco. Al cuarto día, somos incapaces de soportarlo más, estamos a punto de caer en el coma gastronómico, superados y sobreestimulados por ese torrente de aromas. Ya no podemos comer, nuestros sentidos parecen taponados para siempre. Más que saciado, nos hemos hartado, y solo con la nariz.

Alan Hirsch, fundador de la «Smell & Taste Treatment and Research Foundation» de Chicago, aportó evidencias científicas que lo ratifican: los aromas influyen sobre la sensación de hambre. Este neurólogo y su equipo de investigación invitaron a 1436 sujetos masculinos, todos con sobrepeso, a participar en un experimento. A lo largo de seis meses, debían condimentar sus comidas con sustancias aromáticas especialmente desarrolladas para el estudio, sin aporte calórico. Dichas sustancias reforzarían el sabor y el olor de los alimentos que consumiesen. Entre otros muchos, incluían aromas de plátano, queso y cebollas. Al final del período de ensayos, los sujetos participantes habían perdido de media un 15 % de su peso corporal. Hirsch afirma que el efecto reductor se explica porque los aromas les saciaban el apetito más rápidamente y porque bajo ese influjo, los participantes ingerían menos calorías totales. También sostiene que, para lograr efectos equiparables, bastaría con dedicarse a olfatear a fondo la comida y masticar despacio. Este método permite que los receptores de aromas y gustos liberen ciertas hormonas en el cerebro, que le comunican al organismo por anticipado la noticia de que ya ha consumido suficientes nutrientes. Así nos saciamos más rápidamente y nos ahorramos calorías innecesarias. Si todo esto te suena demasiado abstracto, te recomiendo una escapada a San Sebastián. Conozco un alojamiento ideal en Airbnb. Tú escríbeme por Facebook y yo te hago llegar la dirección, no te preocupes.

La cocina de los aromas: cómo emplear las hierbas

Para empezar, dejemos una cosa clara: cualquiera puede (aprender a) cocinar con hierbas aromáticas. Todo el mundo se ha preparado en algún momento de la vida una tostada con queso fresco y le ha espolvoreado por encima cebollino o algo así. Al menos, todos tendremos claro que para eso lo ideal no es cortar el cebollino a lo largo, sino en finas rodajitas, a lo ancho, ¿verdad? Bien, continuemos.

Ya tenemos clara la *regla n.º 1;* que hace falta picar bien las hierbas aromáticas. Por los bordes de cada corte asomará el agua que contienen

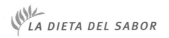

y, lo más importante, sus aromas típicos. El cebollino pertenece, junto al perejil, la albahaca, el cilantro, el eneldo, la menta, el perifollo, los berros, el estragón, la ajedrea o el diente de león, al grupo de hierbas que es mejor utilizar frescas. ¿Cómo? Pues añadiéndolas poco antes de servir el plato. También se venden secas, pero su aroma resulta mucho más apagado, no tiene nada que ver con el de sus parientes frescas. Ahora bien, yo recomiendo que cada uno tenga en el alféizar de la ventana de la cocina, bien a mano, sus hierbas aromáticas favoritas. Aunque la nevera esté vacía y tristona, con un poco de aceite de oliva, sal y hierbas, siempre se puede improvisar alguna cosilla. Por ejemplo, podrías tostar pan en la sartén, con un chorrito de aceite, y untarle encima un poco de pesto de hierbas improvisado. Sale de maravilla con albahaca, pero también funciona con perejil y se prepara en un santiamén. ¿Qué cómo se prepara? Pues tienes que tostar un puñadito de pipas de girasol o de piñones; espera a que enfríen y mientras tanto, pica un manojo de hierbas con la ayuda de la batidora. Añádele un generoso chorro de aceite de oliva, una pizca de sal y finalmente, las pipas (o los piñones) que has tostado. Si tienes algo de queso parmesano en casa, tanto mejor, pero no es imprescindible mezclarlo con el resto para elaborar el pesto. Si te atreves a reemplazar la albahaca y los piñones por cilantro fresco y cacahuetes, conseguirás un pesto a la vietnamita, fantástico para combinar con fideos de arroz salteados y salsa de chiles.

¿No te gusta el cilantro?

Si no soportas el sabor del cilantro fresco, consuélate, porque no eres un caso raro. El investigador Nicholas Eriksson ha analizado la herencia genética de 30 000 voluntarios y ha detectado que alrededor del 17 % de los europeos tienen un gen que causa que el cilantro huela a jabón. Así que no es raro que haya quien la conozca como «ese hierbajo que sabe a detergente». El gen en cuestión codifica el receptor olfativo OR6A2, que registra aldehídos, sustancias que el cilantro contiene en abundancia. Resulta que en el Sureste Asiático, ese gen no está tan extendido y allí el cilantro

no puede faltar en ninguna cocina. En parte por sus propiedades beneficiosas para la salud. En la medicina, desde luego, los aldehídos se utilizan
para desinfectar superficies, debido a sus extraordinarias características
antimicrobianas. Pero aún cabe mencionar otro ámbito de aplicación, pues
cierto perfume contiene aldehídos: el Chanel n.º 5.

El cilantro encaja de fábula en todas las variantes del sabor agridulce, combina con chutneys y con curry, pero también va fenomenal en una ensalada de sandía y queso de oveja tierno. Dado que es una hierba muy tierna
y delicada, lo mejor es espolvorearlo fresco, sobre ensaladas o sopas al
estilo tailandés.

Los otros tipos de hierbas son aquellos idóneos para usar en versión
desecada. Por su propia naturaleza, las hojas parecen diseñadas para
soportar el clima de regiones cálidas o áridas, donde escasea la humedad.
Cuando es necesario, se secan prácticamente sobre los mismos tallos.
La mayoría de las especies mediterráneas reúnen esta propiedad. Sus
superficies son rugosas, a veces incluso velludas, y con frecuencia pre-
sentan un sabor amargo o astringente. Pero precisamente esa capacidad
para almacenar y proteger la humedad hace que guarden los aromas
magníficamente. La salvia, el romero, la lavanda, el laurel, el orégano y
el tomillo también se pueden emplear como hierbas frescas, pero secas
son estupendas, a veces incluso mejores. Lo importante *(regla n.º 2)* es
integrar las hierbas aromáticas secas en una fase más temprana a la hora
de cocinar. Si esperamos a añadirlas al plato poco antes de servirlo, se
vengarán con un regusto rudo, similar al del heno, que se nos pegará al
paladar. Cuando un tejido vegetal se ha desecado, necesita tiempo para
hidratarse y reblandecerse. Las hierbas de hojas más delgadas desprenden
sus aromas volatilizados rápidamente, pero las de origen mediterráneo,
más fibrosas y gruesas, exigen más paciencia. A menudo sus aromas no
se despliegan hasta que dejamos reposar la comida una noche y la reca-
lentamos al día siguiente.

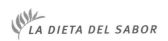

Un detalle muy importante para que se expresen los aromas con toda su potencia es la grasa. Así que la *regla n.º 3* dicta que, a la hora de cocinar, no vale escatimar. No limpies la carne eliminando toda su grasa y utiliza aceite de oliva, mantequilla y nata. Cuando todo esté ya listo, siempre puedes decidir cuánta salsa viertes en los platos. Pero hazte un favor; no racanees en materias grasas al cocinar. Si pecas de algo, que sea de un poquito de generosidad extra, porque las grasas son portadoras y transmisoras de aromas y sabores. Naturalmente, tampoco hay que pasarse de la raya, porque un exceso de grasa se adhiere a las papilas gustativas como un manto y les estorba para cumplir con su función, percibir el sabor.

Si ocurre un accidente y se te va de las manos el botecito de turno hasta que inundas de hierbas la salsa hasta volverla amarga o demasiado aromática, siempre puedes salvarla. Para ello, añade un toque de nata o *crème fraîche*. También puedes corregir el error agregando caldo de verduras, vino, cerveza, brandy, zumo de naranja, mosto de uva, puré de tomate (*passata*), leche de coco, leche de almendras o, simplemente, agua.

Regla n.º 4: la clave es la cantidad. En principio, si trabajas con hierbas aromáticas frescas, no dudes en usarlas a placer, con abundancia. En la mayoría de las ocasiones, las recetas proponen cantidades más bien modestas, que puedes aumentar sin muchos miramientos. Las hierbas aromáticas secas son otra cosa y hay que andarse con ojo, midiendo las cantidades con más tacto. Aun así, te recomiendo generosidad, aunque sin exagerar. Generalmente, con una cucharadita por litro de líquido será suficiente.

Plantéate las hierbas aromáticas como si fuesen un fondo de inversión. Cuando eliges la cartera correcta, está garantizado que se revalorizará. En el mejor de los casos, aliñar una comida con hierbas bien escogidas es siempre un triunfo, pero para ello es preciso saber cuál encaja mejor con cada alimento. Pues nada, aquí pasa como en el resto de la vida, que quienes más tienen en común se atraen y suelen llevarse bien.

Eso tampoco implica necesariamente que los opuestos no se atraigan. De hecho, al menos durante unos instantes, el contraste funciona de maravilla y aporta cierta chispa, pero a la larga, cansa y agota los nervios. Por eso te recomiendo que sí apuestes por los contrastes, pero esporádicamente. Lo fundamental es buscar la armonía, rasgos similares.

Echar un vistazo a las familias y grupos de hierbas nos brinda una visión panorámica y general, para saber qué encaja con qué.

A continuación, te voy a presentar cuatro familias de hierbas aromáticas. Naturalmente, hay muchas más, pero si te apetece profundizar en el tema, lo mejor es que busques un herbario de tus viejas clases de biología. Saltar de una familia de plantas a otras es un paso crítico. Por ejemplo, la lavanda y el perejil son tan parecidos e incompatibles entre sí como una cigarra y una lombriz. Por el contrario, el perejil y el levístico (también llamado perejil silvestre) son una pareja tradicional y consolidada. Cuando se las eches a un guiso, le darán un toque especial al instante. Son un dúo de confianza para el día a día.

Los aromas dulzones y anisados, como el del estragón, combinan de maravilla con verduras dulces, como las chirivías y el hinojo. Los aromas frescos de la menta y la albahaca casan bien con combinaciones afrutadas y saladas o afrutadas y dulces, como el tomate, el queso de oveja y los melones. Las hierbas con carácter más cítrico, como el cilantro, son per-

Familia vegetal	Sabor	Hierbas típicas	Combinan bien con
Umbelíferas	dulce, regaliz, cítrico, punzante, ligero	anís, eneldo, hinojo, perifollo, cilantro, levístico/perejil silvestre, perejil	dulce, umami, ácido
Asteráceas	amaderado, cálido, amargo	artemisa, siempreviva del monte/curry, estragón, diente de león	dulce, umami, ácido
Allioideae	sulfuroso, picante, fuerte	ajo silvestre, ajo, cebollino, cebolleta	salado, ácido, graso
Labiadas	floral, cítrico, aromático, fuerte, acre, picante, amargo, alcanforado, mentolado	albahaca, ajedrea, lavanda, mejorana, menta, hierbabuena, orégano, tomillo, salvia, hisopo	umami, graso, salado

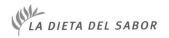

fectas para recetas de origen asiático, para el tomate o el pescado. Otras de aromas más cálidos y terrosos, como la salvia, el tomillo o el romero, acompañan bien las carnes estofadas, los guisos o cocidos y las hortalizas mediterráneas, idealmente junto a una buena botella de vino.

A continuación, una selección personal de mis combinaciones favoritas

- *Hinojo y estragón*
  Recuerdan al ouzo griego, al Küstennebel alemán u otros licores similares, con regusto a vacaciones y regaliz.

- *Tomate y albahaca*
  Un clásico, como tus vaqueros favoritos, que siguen sentándote de maravilla aunque te los hayas puesto mil veces.

- *Tomate, ralladura de limón y cilantro*
  Lo mejor sería servir esta mezcla bien fría, en la playa, con los pies descalzos en la arena y las olas rompiendo.

- *Melón, queso de oveja, lima y menta*
  Un aperitivo fenomenal para empezar un cóctel o una noche de fiesta. Sobre todo, si además de limas y hierbabuena en abundancia tienes por ahí una botella de buen ron cubano.

- *Patatas salteadas con cebolla y ajedrea fresca*
  La compañía ideal para una noche de sofá, peli y manta al calor de Netflix.

- *Patatas con nueces, salsa de ajo y perejil*
  Y al terminar, tres tallitos de perejil (al menos) para masticar, porque más vale que te refresques el aliento.

- *Anchoas y salvia*
  «Il tartufo di pescatore», las trufas del pescador. Se fríen juntas y luego se untan en una buena tostada. Ideal para maridar con una copa de buen vino (¿qué tal un pinot gris?) a la sombra de un viejo olivo.

¿Quién lo habría pensado?

El cebollino es una auténtica bomba de vitamina C: contiene 50 miligramos por cada 100 gramos de hierba. Para ingerir esa misma cantidad de vitaminas tendrías que zamparte 1 kilo de manzanas, nada menos.

. . . .

La cocina de los aromas: cómo usar las especias

Cuando hablamos de especias, en la mayor parte de los casos nos referimos a semillas o flores secas de ciertos vegetales, aunque también utilizamos algunas raíces o cortezas. Lo esencial es que las semillas guardan un tesoro de nutrientes, minerales, oligoelementos y aceites esenciales.

La ginebra representa la forma más líquida de la cocina con especias, pues este licor contiene docenas de sustancias botánicas, además de la enebrina. Al igual que el ouzo, el raki, el pastis, el Küstennebel y tantos otros, todos ellos destilados aromatizados con extractos botánicos. Si tantas especias con propiedades fabulosas tienen, algún beneficio aportarán, ¿no? Vamos, digo yo. Mi especia favorita es el anís estrellado, que no solo sirve para preparar la mejor sopa de pescado del mundo, sino que además ayuda a superar las penas amorosas. El pastis es un licor típico del sur de Francia, cuyo sabor se basa en el anís estrellado, el regaliz. Basta un chupito para olvidar los problemas y dejar que la vista se pierda en el azul turquesa del mar y del cielo, bajo el calor del sol. Se supone que el anís contribuye a superar la melancolía, fenómeno que ya se describió en la Edad Media. Lo hizo un monje médico, allá por el año 795, al escribir el recetario del monasterio de Lorsch. Además, y dado su alto contenido en aceites esenciales, se piensa que el anís alivia los dolores dentales y combate las molestias estomacales y la bronquitis. No parecen malas razones para tomarse un licorcito anisado, desde luego. O de jarabe de anís con agua helada.

Las especias y los compuestos que contienen se han utilizado como remedios desde tiempos inmemoriales, tanto en la medicina tradicional de Occidente como en la medicina oriental. Por ejemplo, las semillas de

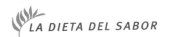

hinojo eran muy apreciadas en la Antigua Roma porque facilitan la digestión. Si echamos un vistazo al libro de cocina de Apicio, sabremos por qué. Y es que esa obra está cuajada de recetas difíciles de digerir, con ingredientes como tetillas de cerda, lenguas de flamenco, arañas de mar y lirones. El hinojo también se considera tremendamente saludable y beneficioso para la digestión en China. Se considera además que las bayas de enebro o enebrinas, esas bolitas negras que suele llevar la chucrut y que huelen a armario cerrado, tienen propiedades depurativas sobre la sangre. Los clavos de olor mitigan los dolores de dientes y seguro que aún entumecen alguna cosa más. La raíz de jengibre ayuda a aliviar inflamaciones y catarros, el comino es beneficioso contra el dolor de vientre. La cúrcuma contiene cantidades muy significativas del colorante curcumina, al que se asocian propiedades antioxidantes, anticancerígenas y antiinflamatorias. La canela es el nuevo objeto del deseo de los expertos en diabetes, porque tiene efectos positivos sobre el metabolismo de los pacientes que padecen de diabetes tipo II y, según indica un estudio realizado en Pakistán, contribuye a rebajar el nivel de azúcar en sangre.

Precisamente porque tienen efectos indiscutibles sobre los órganos, las especias deben utilizarse con cautela. No me refiero solamente a los destilados como «combinados de especias de alta graduación», sino a sustancias tan humildes como la canela. Una verdadera joya, sin duda, pero que, si se consume en altas cantidades a diario, puede dañarnos el hígado. La culpa es de una sustancia aromática que contiene, la cumarina. Por eso el Instituto Federal alemán de Riesgos advierte al respecto: «Los consumidores deben ser cautos con la canela. Sobre todo los niños pequeños deben moderar el consumo de dulces y bollería con canela durante los meses anteriores a la Navidad».

Este instituto considera que ingerir 0,1 miligramos diarios de cumarina por kilo de peso corporal sería completamente inocuo. Para los niños, eso se traduce en cuatro galletas con canela (como las típicas *Zimtsterne* o el pan de especias *Lebkuchen*, omnipresentes en Centroeuropa) al día. Para adultos, el doble. Si superamos esas cantidades, deberíamos recurrir a la canela de Ceilán, porque la otra variante, la canela cassia, contiene diez veces más cumarina.

La nuez moscada, antaño símbolo del lujo, contiene safrol. Se trata de una sustancia tóxica, que puede causar daños en riñones e hígado si alcanza grandes acumulaciones. Pero para utilizar normalmente en la cocina, esta especia es absolutamente inofensiva. Eso sí, conviene saber que consumir entera una sola nuez (4 gramos) le provocaría a una persona adulta mareos y alucinaciones. Para un niño, podría llegar a ser letal. Un «uso normal» significa pasarla un par de veces por el rallador para condimentar la receta y devolverla luego a su lugar.

Tradicionalmente, las especias han servido para darle un aire regional a muchas recetas. El anís, el hinojo, el comino y las semillas de eneldo son típicas de la gastronomía escandinava. El comino, las semillas de cilantro, la canela y el cardamomo no pueden faltar en la gastronomía persa e india. El anís estrellado, el azafrán y la citronela son protagonistas irremplazables de la tradición asiática, y la nuez moscada, la canela y el azafrán siempre han figurado en las tradiciones culinarias del Norte de África.

Es recomendable procurar comprar siempre las especias por trozos enteros y rallarlas o machacarlas a mano con un mortero justo antes de añadirlas. Las especias molidas que nos venden en mezclas ya preparadas son muy prácticas, pero debes tener en cuenta que se queman muy rápidamente y ciertos componentes muy valiosos se pierden al exponerlas a temperaturas muy altas. Además, algunas se tornan amargas si las echamos demasiado pronto a la sartén, aunque otras sí requieren calor y tueste para expresar todo su sabor. Si las compramos molidas (o las molemos nosotros), lo mejor es guardarlas en paquetitos individuales, separadas según su aguante frente al calor, para así poder agregarlas paulatinamente. A continuación, incluyo una tabla que enumera distintas especias e indica qué efectos nos ofrecen según el momento en que se añadan. Todo basado en mis propias experiencias. Pero lo mejor es que hagas tus propios experimentos hasta encontrar el punto ideal, tanto de cantidad como de temperatura y tiempo.

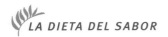

Ah, por cierto, un apunte más, acerca de la calidad. A las hierbas aromáticas y las especias les da igual que tengas una cocina de lujo o que guises al aire libre. Lo único que exigen es una tabla para cortar, un cuchillo bien afilado, un rallador y un mortero. Por su parte, brindan un toque de distinción y glamur a los platos, así que respétalas. Por eso no suelen ser precisamente baratas y además, deberían cultivarse con medios y técnicas sostenibles. Sobre todo, libres de pesticidas y aditivos artificiales.

La revista *Vogue* repite siempre un consejo muy bonito: combina prendas vintage con Louis Vuitton. O sea, que puedes buscar un mortero baratito, claro, pero a la hora de comprar especias, que sean selectas y de calidad contrastada.

Tostar previamente	Cocinar durante más tiempo	Cocinar brevemente
Curry	Cominos	Jengibre rallado
Anís	Ajo	Nuez moscada (rallar fresca y añadir poco antes de acabar el plato)
Semillas de hinojo	Enebrinas	Cúrcuma fresca
Chiles rojos en copos	Clavos de olor	Semillas de cilantro
Semillas de cilantro	Anís estrellado	Pimienta
Comino molido	Chile	Azafrán
Cardamomo	Canela en rama	Pimienta de Sichuán
Cúrcuma seca		Cardamomo
Semillas de sésamo		Pimienta dulce o inglesa

Un consejo para el horno

Las semillas de cilantro y los arándanos son grandes aliados. Las primeras contienen linalool, que desprende un aroma ligeramente amaderado, floral y cítrico, y se emplea al sintetizar el aroma de arándanos. Así que, si añades una cucharadita de semillas de cilantro recién machacadas a las magdalenas con arándanos, las transformarás en bombas de aroma.

Hoy sabemos que las especias y los aceites esenciales que ofrecen pueden ejercer una importante influencia sobre la salud y el bienestar, porque se ha demostrado científicamente. Con los receptores olfativos pasa algo similar a lo que ya contamos respecto a los gustativos, y es que están repartidos por todos los órganos.

Hans Hatt y Desirée Maßberg evaluaron más de 200 estudios científicos de 2018 y descubrieron que los receptores olfativos (o sea, proteínas que se unen a ciertos aromas) están presentes en casi todo el organismo humano. Además, parece que son mucho más funcionales de lo que se creía anteriormente. La funcionalidad de esos receptores olfativos debería tenerse en cuenta para el diagnóstico y el tratamiento de los distintos estados de salud. Por ejemplo, existen tipos de receptores específicos, emplazados en las células musculares cardíacas, que actúan como reguladores metabólicos de la función cardíaca. En el hígado podrían reducir la expansión de las células tumorales, en el intestino grueso podrían dificultar y frenar la proliferación de las células cancerosas, en la piel podrían favorecer la regeneración de las células dérmicas y acelerar la curación de las lesiones.

Los aromas pueden servir como fármacos y eso es gracias a su estructura química. Si una persona sufre temores y padece dificultades para dormir, haría bien en tomar jazmín para calmarse. El aroma del café podría ser un gran aliado para estudiantes y analistas. Un estudio reciente ha anunciado que promueve el pensamiento analítico y estimula la confianza en los resultados. Adriana Madzharov, del Instituto de Tecnología Stevens de Hoboken (Nueva Jersey), organizó y dirigió un experimento en el que participaron cientos de estudiantes de ciencias de la economía. Les pidió que realizasen un examen de álgebra que constaba de diez ejercicios, sentados frente al ordenador. La mitad de los participantes se encontraba en una sala donde flotaba un discreto olor a café. La otra mitad, en una sala con una ventilación neutra. Los sujetos que estaban bajo la nube cafetera resolvieron las preguntas analíticas con unas notas bastante mejores y se mostraron más optimistas sobre los resultados que obtendrían.

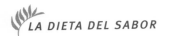

El entrenamiento del olfato

Si los científicos que estudian el olfato contasen chistes, este no sería de los peores: Un pensionista le comentó a su mujer: «Cariño, ya no cocinas tan bien como antes». Ella se encogió de hombros y le respondió: «Tampoco tú hueles tan bien como antes».

Los trastornos del olfato aumentan conforme cumplimos años. Una vez entrada la cincuentena, una de cada cuatro personas sufre un notable deterioro de su capacidad olfativa. Y no olvidemos que el sentido del olfato aporta muchísimo a lo que normalmente llamamos «gusto» o «sabor». Cuando alguien de edad avanzada afirma que la comida ya no le sabe a nada, suele ser debido a la debilidad de su olfato, que va perdiendo facultades al unísono junto al sentido del gusto. En la vejez, los platos más queridos nos saben a poco y lo más probable es que no sea porque haya cambiado la forma de prepararlos.

Las salsas y condimentos similares no son más que una solución parcial. Lo decisivo es salvar el aroma de una receta para disfrutarla aún a una edad muy avanzada. Eso se consigue, por un lado, siguiendo rituales bien fijados. Si todos los domingos preparabas un asado y el riquísimo aroma del horno parecía impregnarlo todo casi desde la hora del desayuno, no hay duda de que esa fragancia se habrá quedado profundamente anclada en la memoria olfativa. Y allí seguirá grabada, para siempre: domingos, asado, aromas, olores del entorno (por ejemplo, la brisa campestre que entra por la ventana, la brisa marina o el aire de la ciudad), café, mermelada, etc. Cuando por fin la bandeja llegaba a la mesa, era el colofón a un largo proceso aromático. Si ya no podemos cocinar por nuestros propios medios y tenemos que recurrir al reparto a domicilio (ojo, que no tengo nada en contra), no deberíamos exigirle tanto a la comida. Aunque a pesar de todo, podemos paladearla, porque los olores de ocasiones anteriores se pueden activar a través de diversos canales. En parte por relatos, a través de palabras (como cuando leemos la carta de un establecimiento), por medio de colores o de la música. Por supuesto, siempre deberíamos sacar la comida que nos hayan traído de su recipiente y servirla en un plato como es debido. Lo ideal sería utilizar la misma bandeja de toda la vida. Si aspiramos a revivir el sabor de aquellos asados, tampoco sería mala idea hablares a los parientes que estén con nosotros de los tiempos de antaño, explicarles recetas y narrarles cómo eran aquellos fines de semana donde la estrella era el asado.

Yo me acuerdo, por ejemplo, de los domingos en que mi abuelita sacaba la prensa de patatas (aquel instrumento, antes típico en muchos hogares alemanes) de la alacena para preparar tortitas de patata. Agarrábamos las patatas, previamente ralladas, y las introducíamos en un saquito de tela; luego ese saquito se metía en la prensa. Después, poco a poco, se iba apretando la rosca para presionar bien y escurrir el agua. A los niños de la casa nos encantaba ocuparnos de esa tarea. Por supuesto, competíamos para ver quien era quién sacaba más agua. Mientras observábamos atentamente cómo caían las gotas, la abuela iba tostando daditos de pan blanco en manteca. El olor del pan dorándose se mezclaba con el de la remolacha, con clavo y bayas de enebro. Hoy todavía me teletransporto a aquella cocina en cuanto capto estos olores.

Todo el mundo tiene historias y anécdotas relacionadas con la comida. Son recuerdos culinarios incomparables, que debemos cuidar incluso durante la juventud. Precisamente dado que el olfato tiene un papel decisivo para la memoria, depende de nosotros la labor de influir activamente sobre qué recuerdos guardamos y cómo. Así que deberías prestar atención conscientemente a lo que huelas en cada momento a) mientras preparas la comida y b) mientras comes. Olisquea las hierbas y especias antes de usarlas. Fíjate en cómo cambian los matices cuando agregas cada ingrediente en la olla, como un chorro de vino o de nata. Procura evitar los olores rotundos, sobre todo si son fruto de sustancias aromáticas artificiales (hablo de perfumes como los de productos de limpieza, colonias, cosméticos o ambientadores sintéticos). Dado que los aromas elaborados artificialmente casi siempre son excesivos, corres el peligro de que tu nariz se acostumbre a los olores intensos y apenas detecte ya los efluvios naturales, más sutiles. Mantén bien hidratadas las mucosas, con largos paseos al aire libre (aunque llueva, es más, mejor si llueve) o haciendo lavados de nariz con agua de mar.

Y muy importante: explora con el olfato las cosas que te rodean. Huele las flores, el pan, la fruta, las especias, el papel del periódico, las piñas que caen de los pinos o la camiseta que ha llevado puesta esa persona a quien tanto quieres.

Tras evaluar el entrenamiento del olfato, he llegado a la conclusión de que estimular periódica e intencionadamente el nervio olfatorio y el nervio trigémino con distintas sustancias aromáticas, se consigue mejorar la percepción de los umbrales correspondientes a tales aromas. También constaté una mejora del sentido del olfato en general. Aún añadiré algo más, y es que los trastornos olfativos no son solamente consecuencia de la edad, sino que aparecen con cierta frecuencia por culpa de una gripe o una enfermedad vírica. En algunos casos, menos comunes, también pueden tener su origen en conmociones cerebrales o dolencias neurode-generativas. En caso de duda, te aconsejo que se lo comentes a tu médico para intentar aclararlo.

Pues nada, al final sí que hay buenas noticias. Aunque el sentido del gusto y el del olfato se vayan deteriorando y con la edad disminuyan su eficacia inexorablemente, podemos ralentizar o contrarrestar en parte esa decadencia con un poco de práctica. A ver, ¿cuándo fue la última vez que te detuviste a olisquear una manzana antes de pegarle un bocado?

8

Nuestro gusto, condicionado desde antes de nacer

¿Nos influyen los hábitos alimentarios maternos?

Cuando tengas la oportunidad, pregúntale a tu madre qué es lo que más le apetecía comer mientras estaba embarazada. Porque es un hecho que, cuanto más temprano en la vida probemos un sabor, más duradera será la influencia que tendrá en nosotros. La biología permite que aún estando en el útero podamos recopilar un curioso repertorio de experiencias culinarias. Las primeras células gustativas se forman poco después de la octava semana de gestación. Tras 15 semanas, los botones gustativos ya se han desarrollado por completo. Al mismo tiempo, el feto comienza a mamar y tragar. Entrena sus botones gustativos. Más tarde reconocerá las mismas sustancias que ya conocía por estar diluidas en el líquido amniótico. Qué degustamos en ese momento depende de los hábitos alimentarios de la madre durante el embarazo. Joy Brown, de la Facultad de Medicina de Denver, en la Universidad de Colorado, nos lo expone así: «A medida que la gestación avanza, la placenta se va volviendo más permeable a sustancias diluidas procedentes de la circulación sanguínea materna, lo que acentúa

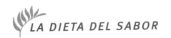

el potencial influjo de la nutrición materna. Tanto el líquido amniótico como la leche materna tienen una 'firma aromática' muy característica, que deja impronta en el feto y después, en el recién nacido».

La ciencia denomina estos procedimientos como impronta prenatal. Los biólogos suponen que, por motivos evolucionarios, esa impronta prepara al feto para lo que más tarde se encontrará. ¿Hasta qué punto llega la influencia de la impronta prenatal? Pues eso investigó un equipo dirigido por Julie Mennella, del Monell Chemical Senses Center de Filadelfia. Para ello, seleccionaron a 46 mujeres que se encontraban en el último tercio de sus embarazos, y las dividieron en tres grupos. El grupo 1 tuvo que beber periódicamente zumo de zanahoria durante el resto de la gestación, pero no durante la lactancia. El grupo 2 lo hizo justo al revés y el grupo 3 no bebió el zumo, sino solo agua durante todo el tiempo. Cuando los bebés cumplieron los seis meses de edad, más o menos, comenzaron a administrarles papillas, preparadas con agua o con zumo de zanahoria. Entonces fue cuando salieron a la luz los efectos del experimento. Los chiquillos que ya conocían el sabor de las zanahorias desde el embarazo o desde la lactancia mostraron una clara preferencia por la papilla elaborada con zumo. Aquellos cuya mamá no había bebido más que agua se mostraban indiferentes; les daba igual que la papilla llevase agua o zumo. El estudio se hizo público en un simposio de la Sociedad Estadounidense de Psicología y se considera la primera demostración experimental de la impronta que causan sobre el gusto de los niños los hábitos alimentarios de sus madres durante los períodos de gestación y lactancia. «Los recién nacidos no solo reconocen sabores y olores conocidos por haberlos percibido en el líquido amniótico, sino que los distinguen y desarrollan preferencias y rechazos que los acompañarán toda la vida», explica Joy Brown, y añade: «Al familiarizarlo temporalmente con los hábitos nutricionales maternos, se establece una base para la socialización y la integración cultural del niño». El experimento se repitió y se constató empíricamente que la impronta aromática no solo funciona con el aroma de las zanahorias, sino también con el del ajo, el anís, la vainilla, la menta, el comino y el queso azul.

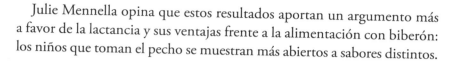

Julie Mennella opina que estos resultados aportan un argumento más a favor de la lactancia y sus ventajas frente a la alimentación con biberón: los niños que toman el pecho se muestran más abiertos a sabores distintos.

¿Pecho o biberón?

«Breastfed at Tiffany's» es el título de un artículo científico redactado por Thierry Hennet, de la Facultad de Medicina de la Universidad de Zúrich. Pero desde luego, amamantar a una criatura no siempre resulta tan agradable como ir a desayunar en vestido de noche, como la encantadora Audrey Hepburn en *Desayuno con diamantes*. O quizás sí sea agradable, pero el glamur no es el mismo. A veces hay demasiada leche, a veces no sale ni gota, a veces elegimos mal el momento… El optimismo se nutre del efecto de la oxitocina, la hormona del bienestar y del apego, que se segrega en masa cuando se le da el pecho a un bebé. Pero si lo que quieres es lucir figurita como Audrey Hepburn, más vale que te decantes por el biberón. ¡Pero un momento! Aún debes sopesar las ventajas de la leche materna, incuestionables. En el informe publicado en la revista científica *Trends in Biochemical Sciences* se detalla que: «Amamantar reduce la mortalidad infantil y previene enfermedades infecciosas. Además de los factores ya conocidos, destaca la variedad estructural de la leche materna, así como su flexibilidad para adaptarse a las necesidades de la criatura». Muy bien, pero ¿qué significa exactamente «variedad estructural»? Pues podríamos citar, por ejemplo, las 20 moléculas de azúcares distintas que contiene, cuatro veces más que las de la leche de vaca. La mayoría de ellas no tienen por fin que alimentar al lactante, sino a su flora intestinal. En sus intestinos habitan bacterias «buenas» y «malas», que respectivamente fortalecen o debilitan el sistema inmunitario. A los pocos días de nacer, los intestinos del neonato ya alojan una colonia de millones de microbios. Pocas semanas después, serán billones. Thierry Hennet, en una entrevista al *Frankfurter Allgemeine Zeitung*, nos aclara que: «Uno de los impactos más importantes de la leche materna consiste en favorecer

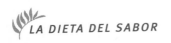

que se asienten grupos de bacterias específicos, que se alimentarán con moléculas de azúcares muy variadas».

El sistema inmunitario del lactante todavía se beneficia de otro mecanismo más. Poco después del parto, se segrega el calostro, una leche rica en anticuerpos y moléculas que limitan la proliferación de bacterias perjudiciales y refuerzan la respuesta del sistema inmunitario infantil. Si los recién nacidos fuesen amamantados inmediatamente después de ver la luz, estas cualidades podrían prevenir 830 000 muertes anuales en todo el mundo. Al menos esa fue la conclusión de un estudio desarrollado en 2013 por la ONG *Save the Children*.

Frente a esta opción se alza el gigantesco mercado de la nutrición alternativa, de cifras mareantes. En 2016, los productos de alimentación para bebés alcanzaron unas ventas de 44 800 millones de dólares. Para 2019, según un alarmante informe publicado por la OMS (Organización Mundial de la Salud) y UNICEF, se estimaba que las ventas llegarían a los 70 900 millones.

La alimentación sustitutiva supone un negocio muy lucrativo para las empresas productoras, sobre todo desde el punto de vista de la impronta temprana. Los aromatizantes añadidos sirven de puente para los productos que esos mismos fabricantes ofrecen de cara a etapas de crecimiento posteriores. El ingrediente fundamental es la vainillina, que se encuentra tanto en la leche en polvo como en galletas, bebidas para el desayuno, cereales, flanes, yogures, pastas untables o en el kétchup. Esta es la clave: una vez establecida la preferencia por un cierto sabor, esta se transfiere a los demás alimentos que también lo presenten. El principio subyacente se conoce como «*Flavour-Flavour-Learning*» (aprendizaje aroma-aroma). El nuevo sabor en cuestión se introduce de forma subrepticia en un sabor que hasta el momento era muy apreciado y deseado. Un chiquillo que conozca la vainillina por haberla paladeado en la leche de sustitución tiene más probabilidades de que le gusten las galletas de ese mismo fabricante, que también incorporarán ese sabor. Y más adelante, seguramente le gusten sus mueslis o su kétchup. Si la vinculación tiene verdadero éxito, podría perdurar toda la vida. A lo cual hay que añadir que, dado que la leche de sustitución contiene muchas menos sustancias aromáticas que la leche materna, el bebé lactante se familiariza con menos aromas procedentes de alimentos naturales.

Lo cierto es que ningún producto industrial se acerca siquiera a la calidad que ofrece la leche materna. Hennet lo resume así: «La leche de sustitución artificial representa una simplificación extrema, porque tan solo contiene nutrientes y está desprovista de los agentes protectores» y se muestra muy crítico con la publicidad agresiva a favor de los productos de alimentación infantil. Las mujeres recurren cada vez más a esta opción, sobre todo en países en vías de desarrollo y economías emergentes. Por ejemplo, en México, la promoción masiva de estos productos y la distribución de muestras gratis provocó un enorme incremento de la cifra de bebés que sustituyen el pecho por el biberón. Y al mismo tiempo, aumentaron los diagnósticos de cáncer de mama, y se elevó drásticamente la tasa de mortalidad infantil.

Muy bien, pero ¿y si el bebé no tiene suficiente con la leche de mamá? Según Hennet, eso es casi imposible. «Siempre dispone de nutrientes. La leche materna está concebida a medida para que el crío se desarrolle». La variedad de moléculas que incluye es tremenda, resultado de millones de años de evolución adaptativa. Por ejemplo, el alto contenido en ácidos grasos omega3 favorece el desarrollo y la maduración del cerebro. Por esta vía, el bebé recibe siempre la combinación de nutrientes que necesita en cada momento. En teoría puede alimentarse exclusivamente del pecho materno durante años, según afirma Hennet. En cualquier caso, la mayoría de los seres humanos (sobre todo los de origen asiático) desarrollan una intolerancia a la lactosa entre los dos y tres años, en parte como ayuda natural para abandonar la lactancia. A partir de ese instante, la leche ya no sienta tan bien y dirigimos nuestra atención hacia otros alimentos.

Para las madres, amamantar a sus hijos resulta agotador, por no mencionar el tiempo que requiere. Para los bebés, desde el punto de vista

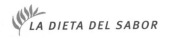

culinario, supone una exquisitez. Un banquete, ya que la leche materna es dulzona y rica en umami. Al chuparla, también absorben las preferencias sobre gustos que tenga mamá, ya que el sabor de la leche varía de acuerdo con qué alimentos consuma.

«Todo aquello que los niños conozcan a los tres meses de edad, lo aceptarán más tarde como un sabor agradable», advierte Mennella. Esto debería animar a padres y abuelos para que apoyen a las madres en cuanto puedan para sobrellevar la lactancia, al menos durante las primeras semanas, que son valiosísimas.

9

El sabor
lo condiciona todo

La percepción multimodal

Cuando evaluamos el sabor de una comida o una bebida, el entorno que
nos rodea es crucial. Nos pasa con los mejillones, que nos parecen deliciosos en cualquier chiringuito bañado por el Atlántico y que en casa resultan
tan sosos. Y pasa también en un pequeño restaurante familiar de la Provenza, genuinamente francés. Allí comemos de fábula y todo sabe a gloria,
bien regado con el vino de la casa… el mismo que luego, ya terminadas
las vacaciones, no parece tener ya la misma chispa. En realidad, al vino
en sí no le falta nada, pero probablemente echamos de menos el aroma
de los jazmines que colgaban de la pared de aquel patio o la suave brisa
veraniega, con sus notas de pino y lavanda. Quizás también añoremos la
conversación, las risas y al camarero, un tipo raro con aspecto bonachón,
que nos traía frascas y más frascas de aquel tinto tan rico.

¿Será posible que hasta los cambios de intensidad y tonalidad de la
luz influyan sobre el sabor de un vino? Un grupo de investigadores de
la Universidad Gutenberg de Mainz se propusieron aclarar esta cuestión,
así que organizaron una cata en un viñedo cercano a su ciudad. Eso sí,
procuraron que se celebrase con ciertos cambios en la iluminación del

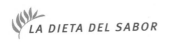

entorno. Y resultó que los participantes confirmaron que las impresiones sobre el sabor también cambiaban. La luz verdosa y blancuzca acentuó las notas más afrutadas del vino. Bajo luz rojiza, el mismo vino «sabía» de media 1,5 veces más dulce que bajo una luz azulada. Y bajo esta última, consideraban que era más agradable al paladar que cuando lo tomaban envueltos en luz blanca o verdosa. Si lo bebían bajo una luz rojiza, les daba la impresión de ser más exclusivo y de mayor calidad. Tanto que estarían dispuestos a pagar más de un euro adicional por el mismo vino.

Cuando los sentidos se influyen mutuamente, hablamos de percepción multimodal (en inglés, efecto *cross-sensory*). Lo que sucede es que la información recogida por un canal sensorial se pone a disposición de otro canal sensorial distinto y, como resultado, provoca una adulteración.

Pensemos en el gusto y la vista. Si algo tiene buena pinta visualmente, esperamos que sepa bien. Imagina que ves en Instagram la foto de un montoncito de hojas de lechuga exquisitamente colocadas, con sus gotitas de agua relucientes a la cálida luz del atardecer, acompañadas de un puñado de granos de granada bruñidos como rubíes y unas cuantas nueces por encima. Todo eso te conduce a pensar en una cena sanísima y muy fresca. ¿Qué cómo sabe realmente? Pues eso seguirá siendo un misterio, al igual que los métodos que se hayan aplicado para editar y refinar la foto. Como también es un misterio qué nos impulsa a creer que el mismo pescado debería saber mejor si de fondo se oye el rugir del mar y los chillidos de las gaviotas. Porque lo creemos, a pies juntillas, como han demostrado diversos experimentos. Hasta el peso de los cubiertos nos influye a la hora de evaluar sabores.

El sabor es un conglomerado formado por todas las impresiones sensoriales que llegan al cerebro desde la periferia. Allí se procesan, teniendo en cuenta recuerdos, experiencias, el estado de ánimo, las circunstancias del día y las preferencias individuales. Hay dos factores que cumplen papeles decisivos. En primer lugar, la consciencia sobre los procesos sensoriales mientras saboreamos. O sea, el grado de atención y la receptividad ante todas las impresiones sensoriales que recibimos. En segundo lugar, la capacidad de expresar esos procesos con palabras. Ninguno de esos factores es puramente innato, sino que dependen de la concentración y la práctica. Lo que sucede es que nadie suele decir cosas como: «come con atención, describe qué sensaciones percibes». Si no aportamos la dosis de atención necesaria y los ruidos del entorno son tan ensordecedores, estos últimos terminan por imponerse y acallar al gusto. También pasa cuando los olores que flotan en el ambiente son tan intensos que nos estorban para degustar. Entonces no se nos ocurren calificaciones más concretas que las típicas: «¡muy rico!», «ni fu ni fa» o «¡puag!». Parece que estuviésemos poniendo nota a un examen: notable, bien, suficiente, muy deficiente. Pero es que saborear, precisamente, no es evaluar un trabajo o un resultado, sino que se trata de una experiencia multisensorial y absolutamente individual. Algo así como una experiencia amorosa contigo mismo, personal e intransferible. Para plasmar un sabor memorable con palabras y así poder guardarlo en la memoria, es imprescindible que te esfuerces en captarlo con los sentidos abiertos.

¿A qué sabe una pera?
Entrenamiento multisensorial

En primer lugar, palpa la piel, ¿cómo es? ¿Rugosa o suave, lisa o irregular, fresca o cálida? ¿Qué tacto tiene sobre la lengua, es tersa o blanda? ¿Se deshace con facilidad o sigues notándola mientras masticas? ¿Y cómo es la pulpa? ¿Es jugosa, harinosa, dura o blanda, está tibia o fría? Fíjate en qué variantes del gusto detectas: dulce, ácido, umami, amargo… ¿Percibes algún rastro de astringencia o presencia de taninos? ¿Cambia el sabor desde afuera hacia dentro? ¿A qué sabe el corazón de la fruta? ¿Qué aromas desprende la pera? ¿Despide una fragancia fresca o ya se notan notas de maduración, con pinceladas discretas de alcohol o más bien de vainilla? ¿Qué reminiscencias te despierta ese olor? ¿Te recuerda a un prado, a un postre, a un licor de frutas? ¿Has prestado atención a los ruidos que

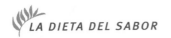

se producen al morder y masticar? ¿Te has fijado en los colores de la piel? ¿Y en los ruidos y los olores que te rodean? ¿Te han molestado durante este experimento? ¿Durante cuánto tiempo has estado masticando? Piensa en la variedad de pera concreta que estás comiendo (Conferencia, Kaiser Alexander, blanquilla, ercolina, de San Juan, Anjou roja, limonera, etc.), ¿qué te sugiere? ¿Influye este detalle sobre tus expectativas respecto al sabor? ¿Cómo sería la pera ideal para ti?

· ·

La investigación científica centrada en el complejo sistema del gusto humano se desarrolla bajo el paraguas de la «neurogastronomía». El neurobiólogo estadounidense Gordon M. Shepherd habla de «un sistema cerebro-gusto absolutamente único». Está ligado estrechamente a todos los sentidos por medio de terminaciones nerviosas y también está conectado a las redes neuronales que procesan las emociones, los recuerdos, la consciencia, el habla y la motivación. Así que es uno de los sistemas mejor conectados de todo el cerebro. Y aún hay más: el gusto y la conducta alimentaria pueden recibir influjos procedentes de todas esas redes neurales en cualquier momento. Así lo explica el psicólogo Charles Spence: «Nuestros sentidos son menos dependientes entre sí de lo que solemos creer. Cuando cambia lo que percibo por el oído, también cambia lo que percibo a través del gusto. Cuando cambia la percepción que me llega por el olfato, también cambia la del tacto». La música no es el único factor sonoro que puede alterar cómo percibimos el gusto. Incluso los ruiditos que generamos al masticar influyen. Imagínate que te pones a comer patatas chips con unos auriculares puestos. Lo que oyes a través de los cascos son los ruidos que tú personalmente produces al mascar. Unas veces suenan más agudos, otras más graves. ¿Cómo suenan las chips recién fritas? ¿Agudas o graves? Este mismo experimento se les propuso a distintas personas, pero se manipularon los sonidos sin que lo supieran. Las estimaciones erróneas no tardaron en aparecer, una y otra vez. Y es que asociamos automáticamente los ruidos más agudos con las chips recién hechas. O sea, que el canal «oído» causa interferencias y altera la opinión del canal «gusto».

Ahora bien, ¿por qué tiene que ser precisamente el oído clave para el gusto? Muy sencillo: porque las frutas frescas están cargaditas de humedad, y cuando las mordemos, se oye un sonido claro y crujiente. Si la misma fruta lleva días y días en un almacén perdiendo humedad, el sonido cambia y resulta más grave y sordo.

Los estímulos visuales también condicionan que una comida nos resulte agradable y nos impulsan con más o menos fuerza a continuar comiendo por encima de lo que nos apetezca. Un truquito aparentemente trivial (concretamente, incluir una patata chip teñida de rojo) basta para frenar el impulso que nos abocaría a zamparnos un paquete entero. Brian Wansink se dedicó a introducir las chips rojas en un paquete de Pringles normal y corriente. Así consiguió reducir a menos de la mitad el consumo de patatas fritas en comparación con los niveles normales. Precisamente el rojo es el color de las señales de Stop, de los extintores, de los carteles con advertencias y de las *Amanita muscaria*. De forma consciente o inconsciente, nos provoca una reacción de alarma y activa el centro de control del cerebro, obligándonos a tomar una decisión: ¿eso que tenemos delante es beneficioso o perjudicial? ¿Deberíamos seguir adelante o no? La probabilidad de que el impulso que nos lleva a realizar una acción se relaje es mayor si captamos el color rojo que frente a otros colores.

Cuando hay estímulos acústicos, visuales, hápticos u olfativos que reclaman nuestra atención y percepción simultáneamente, hablamos de estímulos multisensoriales. A su vez, este es uno de los campos donde actúan los expertos en tecnología de los alimentos. Antes de lanzar nuevos productos al mercado, se someten a mil retoques, hasta que quedan perfectos. Es como quien truca una motocicleta con la esperanza de ganar un par de caballos de potencia. A fin de cuentas, el sabor es manipulable. En teoría, esta es una noticia fantástica, siempre y cuando juguemos con las cartas boca arriba. Pero los clientes corrientes y molientes que acuden

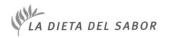

a los supermercados no son expertos en tecnología alimentaria, sino que se guían por principios más sencillos: tengo hambre y tengo la nevera vacía, así que voy a la compra. Si quiero reducir la cantidad de calorías que tomo, compro productos bajos en grasas. Si quiero menos azúcar, elijo opciones *light*. Si busco algo sano, lleno el carrito con envases y paquetes verdes, que tengan la etiqueta «bio» bien visible. Si decidimos echar por la borda todos nuestros principios a la hora de hacer la compra, tampoco será grave, siempre y cuando dejamos que sea nuestro cuerpo quien decida qué es lo mejor para él. En cualquier caso, la tarea de los expertos en *marketing* de alimentos consiste en adelantarse a esa decisión. O sea, inculcarles a los sentidos una necesidad antes de que el cliente se percate de ella siquiera.

Fíjate en ese puesto de panadería que suele haber a la entrada de muchos supermercados. El olor a pan recién horneado, aún caliente, estimula el apetito y provoca que ralentices el paso. Bajo esa sugestión, recorres el supermercado con más calma y es más probable que compres más cosas de las que tenías planificadas. Claro que la panadería no es el único mecanismo para fomentar esa compras. En 2016, la cadena de televisión alemana ARD emitió un documental con imágenes tomadas mediante cámara oculta en un supermercado de Hamburgo. Concretamente, estaba escondida en el lineal de los condimentos y filmaba a los clientes. Lo que estos no sabían era que la propia estantería tenía incorporado un dispensador de aromas invisible, que emitía un aroma a curry. Un aroma apreciado y que estimula el apetito. La mezcla de especias contenía ingredientes como pimentón, comino, cardamomo, cilantro, pimienta y canela, de aromas exóticos, que prometían un rotundo sabor umami. Los clientes reaccionaron de inmediato: mientras que antes habían pasado sin prestar demasiada atención a aquel lineal, en cuanto captaban la fragancia, se detenían y se llevaban alguna de las especias de los estantes. Una clienta declaró que aquel olor le había dado espontáneamente la idea de preparar una receta con carne para la cena, por eso se dirigió sin rodeos a la sección de carnicería cuando dejó atrás la de condimentos.

Además de los colores y los olores, las sensaciones hápticas (o sea, lo que percibimos con el tacto) también condicionan nuestra conducta y la forma en que percibimos el gusto. Si el yogur que nos comemos viene en un vasito de paredes gruesas, nos parecerá más contundente, y las chocolatinas parecen más dulces cuando tienen formas redondeadas y no angulosas. En ambos casos, el tacto incide positivamente sobre la sensación de saciedad. Pero no siempre se trata de algo intencionado. Al fin y al cabo, las empresas obtienen más ganancias si consumimos más de sus productos. Eso sí, los envases que sugieren ligereza también sirven para darle un aspecto más inofensivo al producto que contienen, como si tuviese menos calorías. Porque nuestra mente asocia, de forma intuitiva, los tetrabriks y los paquetes rellenos de aire, tan ligeros, con ingredientes bajos en calorías. También se puede buscar el efecto contrario, para subir los precios, centrando la atención al propio envase. ¿Comprarías los bombones Ferrero-Rocher si en lugar de venir envueltos en papel metalizado dorado te los sirviesen en una cajita de cartón gris? Desde luego, ya no servirían como regalo, porque un embalaje tan pobretón no causa muy buena impresión.

El organismo humano está lleno de detectores muy sensibles, que reaccionan ante el entorno y envían señales de forma incesante. El cerebro recibe todas esas señales, las recopila, las evalúa y adopta una decisión. Si el tiempo apremia, si estás bajo tensión o distraído haciendo otra cosa (como mirar el móvil), la capacidad de tomar decisiones inteligentes se resiente. Pero claro, ¡si eso ya lo sabe todo el mundo!

Percepción multisensorial práctica: Cómo aplicar los trucos del *marketing* sensorial en casa

- *Para acentuar la sensación de dulzura, pero con menos azúcar:* Formas redondeadas, colores vivos, tonos rojizos, contrastes como una mousse de fresas sobre un plato blanco, sonidos agudos, música pop, tacto fundente, cremosidad en boca, aromas de cacao, vainilla y canela. Alimentos a temperatura ambiente, calidez.

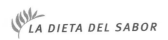

- *Para acentuar los tonos especiados:* Formas angulosas (por ejemplo, usa pizarritas en lugar de platos de cerámica), cubiertos pesados, colores oscuros, sonidos graves, música «angulosa», picante, texturas crujientes, aromas de curry, humo, panceta, enebro, romero, tomillo, materiales naturales, piedra y madera, temperaturas altas.

- *Para intensificar la sensación grasa y ganar fuerza (aunque cocines con alimentos bajos en grasas):* Usa recipientes con paredes gruesas (por ejemplo, pasa el yogur de su envase de plástico a un bol pesado), cubiertos robustos, cucharas de porcelana, textura cremosa en boca (por ejemplo, con espumas: la leche con 0,8 % de grasa de los prados alpinos se puede montar con una batidora casi tan bien como las claras de huevo), olores de bacon, mantequilla o nata, materiales cálidos y de colores más bien oscuros para decorar la mesa. Tonos de color blancos o beiges, pero también con toques oscuros.

- *Para acentuar el sabor salado:* Vajillas azules (de forma inconsciente, las asociamos al agua de mar salada), superficies rugosas y sin pulir, formas cristalinas, decoración con motivos marítimos, sonidos del mar, superficies lisas, porcelana delgada, alimentos cortados en lonchas muy finas (como queso o jamón), cuberterías de plata, aromas a humo y bacon, temperaturas bajas. Los alimentos frescos o fríos saben más salados (como el jamón, el queso o las aceitunas cuando salen directamente del frigorífico).

- *Para acentuar la acidez:* Sonidos agudos y casi chirriantes, recipientes de cristal, formas angulosas y afiladas, gas (carbónico), consistencias gelatinosas, color amarillo vivo, verde lima, música de ritmo rápido y efervescente, aromas cítricos, también aromas a manzana, kiwi y grosellas, alimentos no demasiado fríos, frescos pero cerca de la temperatura ambiente.

- *Para conseguir efectos crujientes:* Embalajes y envases que crujan y crepiten (por ejemplo, sirve las galletas o las patatas chips en moldes de papel para hornear), superficies ásperas, sonidos agudos, colores claros, tonos metalizados, música a volumen alto, agudeza y nitidez, virutas de caramelo.

● *Para subrayar los colores:* Presta atención a los contrastes. Por ejemplo, no sirvas huevos revueltos sobre un plato amarillo; busca otro blanco o azulado. El rojo de los tomatitos aporta alegría a una ensalada de rúcula y realza el verdor. El brécol gana en intensidad si lo hierves brevemente, y así acentúa el tono rosáceo del salmón. Los pescados blancos contrastan de maravilla con vajillas oscuras y también se pueden decorar con ingredientes de esos tonos, como el verde profundo de unas hierbas picadas finamente o la negrura de la pimienta machacada en el mortero.

10

La lengua, el detective de los nutrientes

¿Cómo sabemos qué debemos comer?

Cuando están preñadas, el instinto guía a las vacas para elegir la hierba y el trébol que más proteínas ofrecen. Y entonces surge una pregunta doble. Por un lado, ¿cómo sabe el animal que está gestando? Y que, por tanto, necesita más proteínas. Por el otro lado, ¿cómo distingue cuáles son las hierbas que contienen más proteínas?

La respuesta es fácil: el paladar se limita a obedecer a las necesidades naturales. El sabor y las necesidades del organismo están ligados de forma indisoluble, tanto en los seres humanos como en el resto de los animales. La lengua no solo nos defiende de lo que parezca incomestible, sino que también nos ayuda a elegir los mejores nutrientes. Y estos se dividen en dos categorías: los macronutrientes y los micronutrientes. Ambos son esenciales, es decir, imprescindibles para la vida. Un macronutriente es, por definición (Breslin) una sustancia activa metabólicamente, que debemos ingerir en grandes cantidades para impulsar el crecimiento y preservar la salud.

Macronutrientes son los hidratos de carbono, las grasas y las proteínas. Son los proveedores de energía más importantes. Por sí solo, ya el sistema

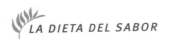

inmunitario origina aproximadamente el 20 % del consumo energético diario. Súmale el otro 20-25 % que consume el cerebro y las energías que gasta el cuerpo para realizar otras actividades. No es del todo erróneo suponer que nuestra búsqueda de nutrición se concentra de forma consciente e inconsciente en el provecho energético que esperamos. Cuando sentimos hambre de verdad (tras varias horas de abstinencia) es porque tenemos un déficit de macronutrientes.

Hemos aprendido a solventar estas carencias de la manera más rápida y sencilla posible. Si es preciso, incluso tomamos la nevera al asalto en plena noche. Helado, crema de cacao y avellanas, flan... para la lengua, lo que cuenta es la relación de azúcares y grasas. «Todo aquello que nos aporte una ración extra de energía en forma de azúcar y grasas activa el sistema de recompensa de nuestro cuerpo. Nos garantiza que quedaremos satisfechos y contentos», explica la bioquímica Petra Schling, de la Universidad de Heidelberg, a quien entrevisté. Pero de todos modos (aquí viene lo espinoso del asunto), la dieta típica del mundo occidental, con pilares como los platos precocinados, la carne, los embutidos y la bollería industrial, ya nos proporciona muchos más macronutrientes que los estrictamente necesarios. Y los culpables no son siempre los sospechosos habituales, como los refrescos de cola. En comparación, la misma cantidad de leche contiene más calorías, debido a su elevado contenido en lípidos, un detalle que se suele pasar por alto a menudo cuando la consideramos una alternativa supuestamente saludable a los refrescos. La leche no es una bebida, sino un alimento completo, máxime si la enriquecemos con azúcar y cacao en polvo. El exceso de nutrientes implica que generemos reservas, las cuales deberíamos vaciar y exprimir en algún momento. Aquí parten con ventaja las personas con un estilo de vida muy activo, que hacen mucho ejercicio. Pero si somos de los que vamos en autobús a clase o al trabajo y nos pasamos dos tercios del día (más o menos) sentados, acabaremos teniendo un problema, más tarde o más temprano. El organismo, provisionalmente, transforma los excedentes de nutrientes en lípidos que almacena. Es un mecanismo muy inteligente, en principio. Ya llegará alguna ocasión que requiera quemar más combustible del que ingerimos. Por ejemplo, cuando el sistema inmunitario deba luchar contra una gripe, cuando nos pongamos a dieta o realicemos tareas físicas extenuantes. De hecho, cualquier dieta mejora la capacidad del organismo para almacenar energías. Para quien sigue las reglas dietéticas es un factor terrible, contraproducente, porque después de varios intentos de dieta repetidos, el cuerpo se habrá sometido a un entrenamiento intensivo y sabrá ralentizar el metabolismo, reducirá la quema de grasas y habrá aprendido a conservarlas mejor. Así es, el cuerpo no distingue entre épocas de hambruna genuinas y dietas autoimpuestas. En ambos casos, su misión es garantizar el suministro básico de energía, a semanas o meses vista si es preciso. Ese proceso obliga a perder mucho peso, lo cual supone una desventaja, al menos desde el punto de vista evolutivo. Cuanto más tiempo conservemos las reservas de grasas, mejor.

Cuando los alimentos escasean, el cuerpo se ve obligado a recurrir a trucos que le ayuden a ahorrar y conservar energías. Ralentizar el metabolismo es uno de tales recursos. Otro es aumentar la sensibilidad a los alimentos grasos, dulces y con fuerte presencia de umami, lo que contribuye a mejorar la ingesta, la síntesis y el almacenamiento de energía. Y por cierto, no solo para la persona afectada, sino también para sus descendientes, porque el hambre modifica los genes. Los procesos epigenéticos desencadenados por circunstancias externas influyen sobre el metabolismo de nuestros hijos y nietos. Que los padres y abuelos hayan padecido episodios de hambruna puede ser un factor que influya en el sobrepeso de la siguiente generación.

La doctora Tessa Roseboom se topó con una posible relación entre estos factores mientras analizaba el registro de nacimientos del año 1844 de la Clínica Universitaria de Ámsterdam. Aquel año quedó grabado en la memoria de los holandeses como el Invierno del hambre. La investigadora logró localizar a unos 900 «niños del hambre» de aquella época. Muchos de ellos padecían enfermedades relacionadas con la nutrición, como la obesidad o la diabetes, además de dolencias cardiovasculares. «Probable-

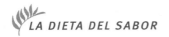

mente, la hambruna activó los interruptores de algunos genes», razona Tessa Roseboom. En tiempos de penurias, un organismo programado para reducir el consumo al mínimo ofrece más posibilidades de supervivencia. Una ventaja que, en épocas de sobreabundancia, se vuelve inconveniente. El organismo de los descendientes no se sabe administrar con una alimentación tan rica. Pero eso no lo explica todo. Las mujeres que entonces nacieron con pesos muy bajos también dieron a luz hijos que pesaban muy poco, aunque hacía tiempo que las condiciones habían mejorado y la comida no escaseaba. Esos chiquillos, nietos de la generación que vivió la guerra, también padecían del mismo riesgo a enfermar. El modo de vida propio influye sobre las generaciones posteriores. No solo el de las madres, sino también el de los padres. La misma Tessa Roseboom traza la siguiente conclusión inversa: esto significa que «si las mujeres durante la gestación se alimentan de forma saludable, también pueden mejorar la salud de su descendencia».

En este contexto, «saludable» equivale sobre todo a una alimentación equilibrada, basada en productos naturales.

Todavía cabe mencionar que, a diferencia de lo que ocurre al seguir una dieta clásica, hacer ayuno estimula los procesos metabólicos (incluso en la modalidad más moderada de 8:16 horas sin comer nada por la tarde y noche a partir de las 16:00). Por ejemplo, los programas de detoxificación naturales se ponen en marcha y se activan los procesos de renovación celular, con efectos positivos sobre la salud. Para beneficiarse a largo plazo de las bondades de la nutrición para la salud, hay un requisito inevitable, y ese es cambiar la alimentación de forma radical. Lo cual comienza en la cabeza: «Lo importante es llenar el estómago». Si te descubres pensando esto, date por avisado. Somos seres vivos, no aviones que sencillamente repostan carburante y despegan para cubrir el siguiente trayecto. De hecho, la malnutrición (aún a pesar de que se consuman muchas calorías) no es un fenómeno tan infrecuente. En este caso, me refiero al problema que supone no suministrar micronutrientes suficientes al cuerpo. O sea, vitaminas, minerales y oligoelementos. Los conocimientos científicos actuales nos advierten de que las células gustativas de la lengua no reconocen ningún micronutriente, con la excepción del sodio (y del calcio). Supuestamente, el mecanismo que ha garantizado nuestra supervivencia durante millones de años es un sofisticado sistema de retroalimentación metabólica, perfeccionado y afinado, que nos enseñó que las frutas dulces contienen vitaminas C y A, además de gran cantidad de coenzimas. El mismo sistema nos informó de que las legumbres y los frutos secos, ricos en proteínas, también aportan abundantes minerales y vitamina E, que la carne y las verduras son fuentes de hierro y vitaminas del grupo B, y que las algas y el pescado proporcionan yodo.

Así pues, si te apetece una manzana, cómetela. Pero que sea de verdad, no una chuchería disfrazada con aromatizantes. En realidad, el apetito es la aguja del velocímetro en nuestra intuición culinaria. Cuando se mueve, quizás lo impulse una carencia de micronutrientes. En cualquier caso, esa aguja indicadora apunta una y otra vez como una brújula al mismo polo magnético, el de la publicidad.

Lo que sucede entonces no pasa porque seamos consumidores estúpidos, sino porque nuestros cuerpos y nuestro sistema gustativo caen en trampas muy bien diseñadas. El apetito por chucherías con cierto toque ácido puede ser fruto (inconscientemente) de la necesidad de vitamina C. Un refresco fresquito podría recordarnos el frescor de un cítrico o de una manzana, sin que nos percatemos. Si tenemos presente que el apetito por algo ácido o efervescentes puede estar ocasionado porque el organismo exige vitaminas o minerales, podemos actuar conscientemente y, en lugar de echar mano de una Fanta, optar por algo de fruta y agua para calmar la sed. Lo mismo vale para el apetito que nos empuja al umami, ya que, como hemos aprendido, tiene su raíz en la necesidad de ingerir proteínas.

Nuestros botones gustativos reciben con grandes muestras de alegría al gusto umami, que anuncia la presencia de las proteínas. Y esa alegría estalla, aunque el umami llegue en forma de glutamato monosódico o extracto de levadura añadidos a unas patatas chips, unos gusanitos de harina de cacahuete, pretzels o palitos salados, que en el fondo aportan

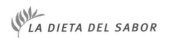

escaso contenido proteico, pero sí vienen cargaditos de carbohidratos y grasas.

¿Y qué pasa con esos batidos de proteínas tan populares, con vitaminas añadidas? «Las necesidades de proteínas se pueden cubrir también con una alimentación normal», afirma Christiana Gerbracht, del Instituto Alemán de Investigación en Nutrición (Deutsches Institut für Ernährungsforschung, DIfE), con sede en Potsdam. «Seleccionar con cuidado los alimentos y comer con responsabilidad son mejores opciones que los batidos y suplementos vitamínicos». En el fondo, tan solo en casos excepcionales hay motivos para tomar esos preparados para complementar las vitaminas y minerales que sean precisos.

Las vitaminas sintéticas incorporadas a los alimentos funcionan de un modo similar al Photoshop. Los defectos que más saltan a la vista (altos contenidos en azúcar, sal y grasas hidrogenadas) se tapan con publicidad sobre vitaminas, hasta hacer que el producto sea irresistible para los consumidores finales. El objetivo es sacarles tanto dinero como sea posible. Los «extras de salud» figuran entre los principales argumentos para favorecer las ventas. De acuerdo con un estudio desarrollado por el instituto de investigación de mercados IMS Health para el diario económico *Handelsblatt*, en 2016, el sector de los suplementos nutricionales totalizó 1120 millones de euros en ventas. Pero el escepticismo acerca de los productos «con vitaminas añadidas» no solo está justificado por su coste. También en 2016, la organización Foodwatch (que defiende los derechos de los consumidores) analizó 214 productos, desde el embutido «Ferdi Fuchs Mini Leberwurst», pasando por el zumo «Hohes C Frühstückssaft», la margarina «Deli Reform-Margarine» o los cereales «Kellogg's Toppas» hasta el batido «Innocent Super Smothie». Y concluyó que, si por algo destacan los alimentos que se anuncian presumiendo de incorporar una ración extra de vitaminas, es porque en líneas generales son cualquier cosa menos saludables.

Que los complementos nutritivos pueden resultar contraproductivos ya lo habían confirmado investigadores de la Universidad Friedrich-Schiller de Jena, cuando realizaron un estudio en el que suministraron píldoras de vitaminas a deportistas masculinos. Entre aquellos que recibieron administrados complementos antioxidativos durante más de un mes, no se registró ninguna mejora de la regulación del nivel de azúcar en sangre, ni ningún otro indicador de salud. Los deportistas que integraban el grupo de control, que continuaban entrenando pero sin tomar antoxidantes, sí registraron esas mejoras. Por tanto, parece que los complementos nutricionales dirigidos contra el estrés oxidativo se encargan más bien de anular los efectos saludables de practicar deporte. Muchos científicos especializados en nutrición consideran que esos complementos son superfluos o incluso perjudiciales, en el peor de los casos.

Las vitaminas, las proteínas y los minerales de origen natural son otra cosa muy distinta. Se encuentran en abundancia en la fruta y las verduras y hortalizas (por cierto, el brécol es una de las verduras más ricas en proteínas), tanto si son frescas como si las sacamos del congelador. Estas últimas se blanquean nada más recolectarlas y se congelan de inmediato a temperaturas de -30 a -50 °C. Así se interrumpen los procesos de descomposición enzimática y se preservan las estructuras celulares y todos los nutrientes tan valiosos que contienen. Pero las ventajas no terminan aquí: las verduras y hortalizas congeladas se conservan perfectamente durante largos períodos de tiempo, siempre están a mano y es fácil usarlas en porciones a la medida de tus necesidades. Y además de micronutrientes, también aportan su dosis de macronutrientes. Del congelador, mi verdura favorita son los guisantes. Pequeñas bombitas de gusto umami, ricos en proteínas, prácticos y rápidos de cocinar. Con un poco de nata, sofrito de cebolla, estragón y parmesano, sale una salsa fenomenal para acompañar pasta o ñoquis.

Grasas buenas

Si quieres adelgazar, olvídate de las grasas. Al menos, eso creía yo hace un tiempo. Años atrás, me fui de vacaciones a Florida con unas amigas. Nos obsesionaba una idea, concretamente, la intención de completar una

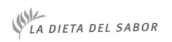

operación bikini en cuestión de pocos días y sin pasar hambre. El único requisito era no comprar ningún alimento con grasa. Y nos salió a la perfección. Me refiero a la compra, claro, porque los supermercados estaban atestados de productos libres de grasas. Leche desnatada, pan sin grasas... ¡hasta embutidos sin grasas, maravilla! Por si no te habías percatado, aprovecho para avisarte de que todo esto es pura ironía. Con este plan no vas a adelgazar en la vida, porque esos productos no representan una solución. Lo que sí representan es un mercado colosal, el de los alimentos bajos en grasas o directamente sin ellas. Un mercado que no se asienta sobre tu figura ideal soñada, sino sobre el alarmismo.

Ningún otro macronutriente ha sido tan maltratado por la opinión pública durante las últimas décadas como las grasas. En la década de 1950, investigadores de los Estados Unidos suponían que una alimentación rica en grasas provocaba niveles de colesterol elevados. Como consecuencia, se les achacó a las grasas saturadas de origen animal el aumento de las enfermedades coronarias en aquel país, porque supuestamente, incrementaban los niveles de lípidos en sangre, lo que provocaba aquellas dolencias. Entonces se desencadenó una auténtica fobia a las grasas, que inundó y dominó los debates en torno a la nutrición. Nadie que estuviese en su sano juicio se atrevía a zamparse el típico huevo duro del desayuno más allá de los fines de semana, porque reinaba un auténtico pavor al colesterol «malo». Durante décadas se consideró que una alimentación pobre en grasas constituía el alfa y el omega de la vida sana.

Pero no todo el mundo compartía ese punto de vista. El investigador y nutricionista británico Michael Yudkin puso en duda aquella argumentación ya en 1957, pues no se había conseguido demostrar la relación a través de estudios científicos. Para Yudkin, el principal sospechoso era otro, concretamente, el azúcar. Pero los prejuicios prevalecieron obstinadamente y fueron ganando popularidad y adeptos. Justamente la industria del azúcar sería uno de los apoyos más rotundos para la guerra antigrasas. En los años 69 desembolsó cuantiosas sumas a diversos investigadores para así, mediante estudios fingidos, encauzar las sospechas hacia las grasas animales y responsabilizarlas como culpables de las enfermedades coronarias. La campaña de la industria azucarera tuvo tanto éxito que incluso el Gobierno de los Estados Unidos se subió al tren de la propaganda y, durante la década de 1970, aconsejó a sus ciudadanos que prescindiesen de las grasas saturadas. A partir de entonces, las grasas, sobre todo las de origen animal, quedaron desahuciadas. Los ojos de grasa o aceite en las sopas se consideraban un espanto, se sustituyó la mantequilla por margarina y se limpiaba la carne escrupulosamente para eliminar todo rastro de grasa antes de ponerla en la sartén. Los embutidos y la leche entera pasaron a ser desnatados de un día para otro y así, supuestamente, más sanos. Y los fabricantes de sartenes con revestimiento de teflón promocionaron a los cuatro vientos las bondades de sus cacharros, capaces de freír casi sin grasas.

Lamentablemente, libre de grasas no significa libre de calorías. Por eso nuestro experimento con la operación bikini y la eliminación radical de las grasas en la dieta estaba condenado al fracaso de antemano. Lo que nos zampamos en lugar de grasas naturales fue (por ejemplo, con abundante protagonismo del jarabe de fructosa-glucosa) una dieta muy calórica y, por tanto, perjudicial para la salud. Hoy se considera más que probado que los responsables de la expansión de las dolencias coronarias son, sobre todo, las grasas industriales de origen vegetal (grasas trans), los carbohidratos y el jarabe de fructosa-glucosa (o jarabe de maíz alto en fructosa). Así que Michael Yudkin, que falleció en 2012, tenía razón. Y por eso se rehabilitó su obra, aunque fuese póstumamente. Como también se ha rehabilitado a la manteca, la mantequilla, la nata y los huevos.

Estos últimos todavía sufren hoy las consecuencias de ese descrédito, sobre todo en el caso de la yema. Pero en 2016, investigadores estadounidenses descubrieron indicios sorprendentes, que apuntaban a que consumir un huevo al día incluso podría reducir el riesgo de sufrir un infarto cerebral. En 2018, especialistas chinos en nutrición obtuvieron el mismo resultado tras evaluar los hallazgos de un estudio a largo plazo con más de medio millón de participantes: aunque nos comamos un huevo

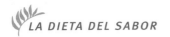

diario, el riesgo de sufrir dolencias cardíacas no sube. Al contrario, para quienes seguían esta práctica, el riesgo de padecer enfermedades cardiovasculares se había reducido en un 18 %. También eran menos frecuentes los infartos cerebrales entre ellos, cuyo riesgo había bajado hasta en un 28 %. Y si quieres adelgazar, tomar un huevo para desayunar es mucha mejor opción que el jarabe de fructosa o los copos de cereal azucarados, tal y como aconseja la investigadora estadounidense Jillon S. Vander Wal. Gracias a su contenido en grasas y proteínas, el efecto saciante del huevo dura más que el de los carbohidratos. Por tanto, la mayoría de los argumentos en contra de los huevos son más que endebles. Además, las grasas también reclaman su lugar en una comida completa. No solo porque sean unas excelentes transmisoras de los sabores y porque desprenden aromas fantásticos al calentarse, sino también porque las vitaminas reaccionan de una manera muy similar cuando se topan con una molécula lipídica en un mismo espacio. El betacaroteno, conocido también como provitamina A, abunda en zanahorias, pimientos, albaricoques y huevos de gallinas criadas en libertad… pero si no lo acompaña una grasa, se pierde porque el organismo lo expulsa sin aprovecharlo. Así que las grasas son imprescindibles para obtener la vitamina A. Y esa vitamina constituye un antioxidante importantísimo, que combate los radicales libres como el agua aplaca al fuego. Numerosos estudios han demostrado que los alimentos ricos en beta carotenoides pueden reducir el riesgo de sufrir un infarto de miocardio. Además, la vitamina A es liposoluble (o sea, se disuelve en grasas) y cumple una importante función en la mucosa gástrica, que protege las paredes del estómago de los ácidos gástricos.

Las vitaminas K, E y D también son liposolubles. Por eso parece tan poco plausible seguir una dieta exclusivamente a base de alimentos sin grasas que ni tan siquiera existen en la naturaleza. Además, las grasas cooperan en la digestión de las proteínas, nuestras células están construidas con grasas y el cerebro necesita grasas. Las hormonas se controlan mediante la acción de lípidos e incluso el sistema inmunitario dejaría de funcionar si le cortásemos el suministro. Hablo fundamentalmente de los ácidos grasos omega 3 y omega 6. Mientras que los últimos contribuyen a aniquilar sustancias nocivas y desencadenan reacciones inflamatorias que ayudan a las defensas, los ácidos grasos omega 3 tienen propiedades antiinflamatorias. Se los considera especialmente saludables para el corazón y los vasos sanguíneos, además de que contribuyen a limitar el riesgo de padecer enfermedades cardiovasculares. La leche materna contiene de forma natural altas cantidades de ácidos grasos omega 3, esenciales para el desarrollo del cerebro en crecimiento. La leche de vaca, los huevos y la carne contienen también ácidos grasos omega 3, siempre y cuando los animales de los que proceden se hayan alimentado al aire libre, con oportunidades suficientes para comer y comer hierba. Sus familiares químicos cercanos, los ácidos grasos omega 6, solamente tienen efectos saludables si se toman en una proporción adecuada respecto a los ácidos grasos omega 3 que ingerimos. Los expertos en nutrición recomiendan una proporción de 3:1, siendo el máximo aconsejable de 5:1. Pero en el mundo real, respetar esa proporción es muy difícil. Salvo si nos decidimos a seguir de veras la dieta mediterránea que la mayoría de esos mismos expertos propone. Una dieta con mucho protagonismo de las verduras y hortalizas frescas, con aceite de oliva y pescado. La típica dieta del mundo occidental, con sobreabundancia de carnes rojas, productos derivados del trigo y grasas vegetales obtenidas a partir de la soja, las semillas de girasol o el maíz, aporta un volumen excesivo de ácidos grasos omega 6. En Europa, no es raro toparse con proporciones medias que rondan el 20:1 o más. Y dado que los ácidos grasos omega 6 fomentan los procesos inflamatorios, se sospecha que pueden influir negativamente sobre las enfermedades reumáticas y la artritis gotosa. Por desgracia, el aceite de girasol, muy recomendado porque soporta temperaturas muy elevadas y resulta ideal para freír, aporta casi exclusivamente ácidos grasos omega 6. Así que para freír son más recomendables el aceite de colza refinado y el aceite de oliva, o bien grasas saturadas como la mantequilla clarificada.

Las algas marinas, los pescados de aguas frías y los mariscos y bivalvos son ricos en ácidos grasos omega 3. Otras fuentes son el aceite de colza,

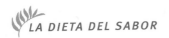

el aceite de linaza y el de cáñamo, las verduras de hoja verde, numerosas hierbas aromáticas, plantas silvestres y hongos, las nueces, las semillas de linaza y los aguacates. No parece mera casualidad que uno de los grupos humanos con mejor salud y más longevos de todo el planeta (los ancianos centenarios de Cerdeña) basen su alimentación en aceites prensados en frío, pescados grasos, quesos de alto contenido graso elaborados a partir de leche de rebaños que pastan al aire libre y dulces almendrados. Además de frutas y verduras, la dieta mediterránea incorpora el aceite de oliva y pescados grasos como la sardina y la caballa. Además, por supuesto, de excluir por completo las grasas trans industriales que aportarían los productos de bollería, la grasa de palma y la comida rápida. Evidentemente, las pizzas sí están permitidas, pero en cantidades moderadas.

En resumen: en cantidades adecuadas, las grasas son un nutriente muy valioso. Este tema es un magnífico ejemplo que nos recuerda una vez más qué importante es escuchar al cuerpo y prestar atención a sus necesidades, en lugar de seguir a ciegas ciertos puntos de vista y prohibiciones.

Las siguientes fuentes de grasas se deberían...		
Consumir regularmente	**Consumir con moderación**	**Evitar**
Aceites vegetales obtenidos mediante presión en frío, como aceite de oliva, de linaza, de colza o de pescado, aguacates, nueces, almendras, semillas, piñones, algas marinas	Aceite de girasol (por su alto contenido en ácidos grasos omega 6, con acción inflamatoria), grasa de coco, margarina, grasa de palma, productos lácteos procesados, mantequilla, nata, embutidos, tocino y bacon	Grasas trans (grasas vegetales parcialmente hidrogenadas), grasas poliinsaturadas calentadas en varias ocasiones, monoglicéridos y diglicéridos

El efecto de palanca de las proteínas

Tienes hambre y estás delante de un estante repleto de bolsas de nachos. Con solo pensar en su sabor, se te hace la boca agua. Ya «hueles» su aroma, aunque están todas las bolas cerradas herméticamente. Los receptores del umami hacen sonar la señal de alarma, como si fuesen niños que acabasen de llegar a la planta de juguetería de unos grandes almacenes, ansiosos por llevarse a casa cuanto puedan. Lo que probablemente no sospeche es que, en realidad, puede tratarse de un hambre voraz de carne. La carne es la fuente de proteínas definitiva. Contiene aminoácidos, o sea, proteínas, que el cuerpo necesita para construir tejidos musculares, crecer y alimentar las defensas inmunitarias, pero también para procesos metabólicos muy corrientes. Los deportistas, las embarazadas y las personas que desarrollan una gran actividad física necesitan una ración extra de proteínas periódicamente. Asimismo, sirven como proveedoras de energía muy eficaces en períodos en que el sistema inmunitario se enfrenta a amenazas especialmente agudas. Se las podemos facilitar en forma de caldo de pollo, por ejemplo.

Cuando nuestros antepasados de la Edad de Piedra descubrieron el fuego, prendieron la chispa de una revolución nutricional y fisiológica. La carne cocinada proporcionaba muchas más proteínas que cruda, y además en un tiempo comparativamente más corto. Fue un golpe de fortuna que aportó más eficiencia a la nutrición. No solo permitió que se redujese el volumen de los intestinos, ya que gran parte del proceso digestivo (concretamente, la descomposición de los nutrientes) se efectuaba al cocinar los alimentos. Además, los ingredientes ricos en proteínas y más digeribles permitían que el sistema musculoesquelético profundizase su desarrollo y su especialización, al mismo tiempo, estimulaba y provocaba indirectamente el desarrollo del propio cerebro.

Por eso hoy somos tan distintos de los chimpancés, nuestros parientes cercanos, cuyo perímetro craneal es más pequeño y cuyo torso es notablemente mayor que el nuestro. Aunque compartimos el 98,7 % de los genes, contamos con un par de ventajas sobre ellos. Por un lado, dominamos el fuego y sabemos cocinar… bueno, esto último, al menos en teoría. Por experiencia propia, sé que al principio resulta un aprendizaje arduo, lleno de obstáculos, sobre todo si te planteas objetivos ambiciosos. «Cocinar está chupado», me soltó un día un amigo, músico de profesión. «Solo

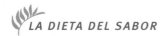

tienes que improvisar y confiar en tu instinto, a ojo». Y la verdad, adoptar esa actitud ayuda bastante.

Total, que en la Edad de Piedra, la humanidad aprendió a manejar el fuego y descubrió el arte de cocinar, lo cual dejó una huella indeleble en sus células gustativas y en las de sus descendientes. El umami, el sabor de la carne hecha en sus propios jugos, quedó marcado a fuego en la memoria gustativa colectiva. Los carnívoros reconocen el gusto umami típico de la carne de inmediato. Por el contrario, no hay humanos crudívoros puros por naturaleza, como sí son los osos panda, por ejemplo, que disponen de receptores sensoriales específicos. Entonces, cuando equipados con nuestros receptores especializados en captar el umami nos topamos con los nachos, lo que tenemos delante es un caballo de Troya. Los aromatizantes y los intensificadores del sabor fingen ser proteínas para engañarlos, cuando en realidad el producto está compuesto por carbohidratos y grasas. David Raubenheimer es un entomólogo que investiga la vida de los insectos y ha acuñado la denominación «efecto palanca de las proteínas» para este fenómeno. Es decir, que comemos más carbohidratos y grasas para obtener al menos una pequeña parte de proteínas. Raubenheimer y Stephen Simpson, un colega de la Universidad de Oxford, protagonizaron un interesantísimo descubrimiento en el mundo animal: los grillos mormones, unos insectos que se abaten en nubes como una plaga sobre los campos del Oeste de los Estados Unidos en primavera, no arrasan y devoran todo, sino que optan preferentemente por las hojas de plantas leguminosas más ricas en proteínas, los cadáveres de otros insectos y también (puag) los restos mortales de sus congéneres atropellados o aplastados. Partiendo de esa observación, Simpson se atrevió con un experimento. Preparó cuatro platillos llenos de comida en polvo. Uno con proteínas, otro con carbohidratos y otro con una mezcla de ambos. El cuarto serviría como platillo de control y solamente contenía fibra, vitaminas y sal. Pues fíjate, que los insectos se abalanzaron, sobre todo, encima del platito que era 100 % proteína. Simpson interpretó así el resultado: los animales deambulan impulsados por un apetito específico, orientado a las proteínas, hasta que encuentran una fuente que los atraiga. A su vez, eso origina un desplazamiento masivo y, si resulta que el plan es infructuoso, recurren incluso al canibalismo. No es que estos bichitos busquen como locos zamparse lo que sea para acumular un mínimo esencial de calorías para seguir viviendo, sino que los posee una necesidad de proteínas, clara y patente, y procuran satisfacerla. ¿Y quién los guía para ello? ¡Pues el sentido del gusto! Por lo que respecta a nuestro propio apetito por las proteínas, parece igual de fuerte. Cuanto menor sea la proporción proteica en la alimentación, más comeremos para tratar de paliar el déficit. Podríamos comprar el efecto palanca de las proteínas con irse de compras para consolarnos tras una frustración. En realidad, la necesidad básica es otra, pero un par de zapatos nuevos o un vestido precioso ayudan a compensarla, de alguna manera. Al final, el balance es negativo en ambos casos. En la hucha queda menos dinero y al metabolismo siguen faltándole proteínas. Tras cada intento fallido por encontrar proteínas, las reservas de grasas se inflan, a punto de reventar, como un armario tan llenito que ni la puerta cierra.

En sentido inverso, la conclusión sería que un suministro suficiente de proteínas permite rebajar notoriamente la ingesta de calorías. No solo eso, sino que, además, las proteínas impulsan el metabolismo y con ello fomentan la quema de grasas. Son como un limpiador mágico contra los michelines. Así que olvídate de los nachos y apuesta por la carne de ave, el pescado, el yogur, el requesón (desnatado), el queso emmental, el tofu, los frutos secos, el brécol, las alubias, los champiñones, la lechuga, la col o los guisantes. Todos estos alimentos son ricos en proteínas de forma natural y aplacarán tu apetito feroz antes de que caigas bajo el efecto palanca de las proteínas. Bueno, si no queda más remedio que optar por la comida rápida, sopesa las alternativas a la hora de elegir el acompañamiento. ¿Otra vez patatas fritas? Sería mejor una segunda hamburguesa, al menos eso defiende la asesora nutricional Emily Field. Según ella, la hamburguesa tiene tantas calorías como las patatas, pero muchas más proteínas.

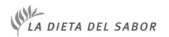

Regla n.º 1: «Rompe las reglas»

Los desayunos no tienen que ser siempre dulces. ¿Por qué esperar a mediodía engañando al hambre con unas tostadas con mermelada, si siempre te puedes tomar algo más consistente? Incorpora proteínas a la primera comida del día, quizás la más importante. Por ejemplo, en forma de un humus bien condimentado, elaborado con garbanzos y pasta de tahína. O una tortilla con cebolla, bacon y cebollino fresco. Se prepara en un santiamén y aporta gasolina para afrontar el día.

Regla n.º 2: «Escucha a tu cuerpo»

El *jet lag,* la falta de sueño o las enfermedades recalcan que el organismo necesita más proteínas de lo habitual. Dale lo que te pide. Y si tienes que llevarte algo para picar mientras vas de un lado a otro, las almendras son la solución ideal.

Regla n.º 3: «No hagas caso de la publicidad»

El glutamato monosódico y el extracto de levadura suelen figurar entre los ingredientes de las sopas de sobre, salsas preparadas y patatas chips. Los potenciadores del sabor se disfrazan de proteínas para ocultar que estas, precisamente están ausentes.

Regla n.º 4: «Cocina tú»

Cocinar se parece mucho a hacer bien la maleta: si tienes los básicos bien cubiertos, es más fácil decidir. Opta por alimentos frescos y de temporada, con condimentos de calidad. Son los pilares imprescindibles y no pueden faltar en casa.

· ·

Hidratos de carbono: ¿por qué los necesitamos?

Un donut nos puede hacer felices en un instante. La única duda es, ¿durante cuánto tiempo? De entre todos los nutrientes proveedores de energía, los carbohidatos son los velocistas. Incluso son absorbidos parcialmente por la mucosa de la boca e ingresan así directamente en el torrente sanguíneo, desde donde se distribuyen para proporcionar energía al organismo. Ahora bien, no todos los hidratos de carbono funcionan igual. Vale la pena distinguir entre los diferentes tipos. Están los carbohidratos simples (conocidos como monosacáridos, entre los que figuran la glucosa y la fructosa), los carbohidratos dobles (o disacáridos, como la sacarosa y la lactosa), y también los carbohidratos completos, en forma de almidones y fibras alimentarias. Estas últimas solamente se aprovechan de forma indirecta, pues les sirven de alimento a las bacterias beneficiosas para la salud que habitan en el intestino y favorecen su proliferación. En el caso de los almidones, comienzan a descomponerse en la propia boca, con la saliva y la masticación como motores. Cuanto más tiempo retengamos el pan en la boca, más dulce se volverá. La culpa la tienen diversos procesos enzimáticos, que dividen los almidones complejos en azúcares simples.

Los polisacáridos, grupo donde se encuadra el almidón, se encuentran en alimentos como los copos de avena, el pan o el arroz. Se caracterizan por poseer una ventaja decisiva: si se cocinan de forma respetuosa, son ricos en minerales, oligoelementos, fibra alimentaria y captadores de radicales libres, en forma de vitaminas. El almidón aún tiene otra ventaja más, y es que tarda un tiempo en llegar a la sangre y mantiene la sensación de saciedad durante un período más largo.

Los investigadores dan por sentado que nuestros botones gustativos son capaces de distinguir el almidón de los azúcares. Juyun Lim, de la Universidad Estatal de Oregón, logró confirmar experimentalmente esa suposición. La pasta, las patatas, el arroz y el pan dejan en la lengua una impresión distinta de la que le brindan los azúcares simples. No consideraba satisfactoria la explicación convencional, según la cual, las enzimas presentes en la saliva dividen el polisacárido en moléculas simples de glucosa. Así que les administró a los voluntarios participantes en su experimento una sustancia que detenía la acción de las enzimas de la saliva y bloqueaba los receptores de azúcar. Aun así, los sujetos participantes en el estudio seguían siendo capaces de saborear el almidón. Así que concluyó que los seres humanos reconocemos los almidones antes de que las enzimas desintegren sus moléculas para obtener azúcares simples. Desde su punto de vista, esto explica por qué nos encanta comer chocolate, aunque en comparación con el pan, no nos zampamos cantidades tan grandes, ni mucho menos. Así que Juyun Lim propuso una nueva variedad de gusto, en inglés llamada «*starchy*», o sea, almidonado o rico en harinas.

Pero un donut con su pringoso glaseado de azúcar y las virutas de colorines sabe a cualquier cosa menos a harina. En este caso, la culpa es de los monosacáridos y disacáridos, que transmiten el gusto dulce de inmediato. La regla de oro dicta que cuanto más cortas son las cadenas de los carbohidratos, más dulce es su sabor. El donut en cuestión prácticamente se nos funde en la boca y con él, el azúcar que contiene, el cual… blublublub… acaba directa e inmediatamente en la sangre. Los donuts son un peligro, porque aunque nos aportan un chute de energía instantáneo, tienen un lado tenebroso, y es que desde el 1 de octubre de 2017, está permitido legalmente elaborarlos con jarabe de maíz (o sea, jarabe de glucosa-fructosa). La base de ese líquido azucarado es el almidón de maíz, obtenido tras agregar enzimas a residuos de maíz. Asimismo, cada vez más, el almidón de maíz se obtiene a partir de especies vegetales modificadas genéticamente. Existen dos buenos motivos para usar el jarabe de maíz con fines comerciales. El primero es simple, es un ingrediente muy barato, cuya producción resulta bastante más económica que la del azúcar de remolacha, tan común en Europa. El segundo es su potencia como edulcorante. Cuanto mayor sea el porcentaje de fructosa que contenga un producto, más dulce sabrá. Esto tiene consecuencias en la huella que deja sobre el sentido del gusto. «Una capacidad edulcorante superior incrementa la preferencia de los consumidores por el dulce y provoca que disminuya la sensibilidad al dulce», advierte la Sociedad Profesional de Terapia Nutricional y Prevención (Fachgesellschaft für Ernährungstherapie und Prävention, FET). Es perfectamente plausible «que el consumidor elija alimentos cada vez más dulces para disfrutar del mismo nivel de satisfacción gustativa». En los Estados Unidos, la cuota de mercado de la isoglucosa ronda el 50 %. En la UE, de acuerdo con estimaciones de la Comisión Europea, la producción de isoglucosa ascenderá en los próximos años, desde las 720 000 toneladas actuales hasta cerca de 1,9 millones de toneladas en 2026. Eso podría significar que la glucosa (el azúcar blanco común) que hoy contienen los alimentos sea sustituido progresivamente por isoglucosa, más rentable. Por último, pero no menos importante: la Sociedad Alemana contra la Diabetes (Deutsche Diabetes-Hilfe) y la Sociedad Alemana contra la Obesidad (Deutsche Adipositas-Hilfe) han advertido sobre esa posible inundación de isoglucosa.

Si nos pusiéramos a enumerar todos los alimentos que pueden contener la mezcla de glucosa-fructosa, tardaríamos días enteros. Y la tendencia va en aumento: bollería y repostería, cereales para desayunar, refrescos, chocolatinas, salsas para carnes y barbacoas, aliños para ensalada, platos precocinados, etc. Debido a su altísima capacidad edulcorante, se emplea a menudo y con profusión, justo allí donde menos te lo esperas: en los productos light. Si la lista de ingredientes incluye declaraciones como «con edulcorante de frutas natural», «sin azúcar añadido», «edulcorado con jarabe de origen vegetal», merece la pena cerciorarse. Estos productos no contienen menos azúcar, sino otro tipo de azúcar; concretamente, fructosa concentrada. Mientras que el azúcar blanco común está compuesto por partes iguales de glucosa y fructosa, el jarabe de maíz es distinto, pues contiene una proporción de glucosa mucho mayor. Y no es una diferencia tan inofensiva como nos gustaría reconocer.

Probablemente, la mayoría de los consumidores cree que la fructosa es la variante más saludable. Por algo está presente en la fruta, en la miel,

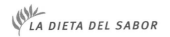

en el jarabe de ágave y en zumos de frutas, todos ellos alimentos considerados saludables. Pero si nos fijamos bien, notaremos que hay cierta predisposición a la intolerancia a la fructosa. El estómago gruñe para comunicarnos algo: intenta proteger al organismo de la fructosa. Y tiene buenos motivos para ello.

Empecemos señalando que la fructosa, en comparación con la glucosa, genera una menor sensación de saciedad. Científicos de la Universidad de Yale aplicaron la tomografía de resonancia magnética para observar qué ocurre en el cerebro cuando ingerimos azúcar. Administraron a un total de 20 sujetos, jóvenes y sanos, una bebida con alto contenido en glucosa o en fructosa. La imágenes del escáner cerebral mostraron reacciones diferentes para cada variedad de azúcar. Mientras que la glucosa desencadenaba en el cerebro la típica reacción de satisfacción y saciedad, con la fructosa sucedía lo contrario. En este último caso, los circuitos del apetito continuaban abiertos aun después de consumir el azúcar. La sangre de estos participantes portaba menos hormonas saciantes y, cuando se les inquiría para ver cómo de saciados se sentían, confirmaban un nivel menor que el del grupo paralelo.

«Todo eso apunta a que la fructosa tiende a reforzar las ganas de comer y con ello, también aumentan los volúmenes que ingerimos», explica Kathleen Page, de la Universidad de Yale. Los experimentos realizados con animales arrojaron resultados similares. En las ratas de laboratorio, la ingesta de fructosa provocaba que siguiesen comiendo sin mesura, aunque estén más que saciadas.

Cuando el centro que regula el apetito continúa emitiendo alertas, sube el riesgo de caer en un consumo excesivo. Y desde el punto de vista biológico y evolutivo, este es un resultado completamente intencionado. No se trata de un fallo de diseño, sino de una solución extraordinariamente inteligente. Al menos, para alguien que viva en la naturaleza silvestre y tan solo pueda acceder a frutos frescos durante temporadas específicas. La fructosa ayudó a nuestros antepasados a superar hambrunas periódicas, que se repetían un año tras otro. A diferencia de lo que hoy ocurre, entonces no había frutos disponibles todo el año, sino solamente en los meses de cosecha. Pero es que además, cuando por fin estaban maduros, no los servían en un supermercado pulcramente envueltos, en raciones para llevar. Eran montañas de fruta. Ni siquiera un hombre del Neolítico sería capaz de quemar toda aquella fructosa ejercitando sus músculos. Era necesario un método eficaz para almacenar la fructosa. Y resulta que el hígado la absorbe como si fuese una esponja y la transforma, primero en glucógeno y luego en grasas. Dichas grasas se acumulan directamente en el propio hígado o en las células adiposas del organismo. Allí esperan su turno para convertirse de nuevo en glucosa cuando sea preciso. A ver, no tengas miedo, tampoco es que todas las manzanas que te comas de hoy en adelante vayan a engrasarte el hígado sin remedio. ¡Ni mucho menos! Como todas las frutas y verduras, las manzanas también son una fuente de abundante fibra alimentaria, que se encarga de retrasar la admisión de la fructosa y así frena sus efectos negativos.

La cuestión se pone crítica con los zumos de frutas, los tés helados y los refrescos, verdaderas sopas de fructosa, glucosa y sacarosa. Carecen de la fibra alimentaria que retrasaría la admisión de esos azúcares en el organismo, así que deberías andarte con cuidado y moderación. Los batidos que puedes hacer tú en casa, sin azúcar añadido, sacarían mejor nota siempre y cuando contengan algo de fibra. Consumir zumos de frutas y refrescos edulcorados con isoglucosa en grandes cantidades perjudica al hígado tanto como el alcohol, aunque el problema no se denomina hígado graso alcohólico, sino enfermedad hepática del hígado graso no alcohólico. Nicolai Worm, catedrático de la Escuela Superior de Prevención y Gestión de la Salud de Alemania (DHPG, en Saarbrücken) advierte: «Si agobiamos al hígado con más de 50, 60 o 70 gramos de fructosa a lo largo de un mismo día (el límite máximo es ligeramente distinto para cada variedad de azúcar), se convertirá en un hígado graso». Por si fuera poco, el hígado sintetizará así más ácido úrico, así que aumentará el riesgo de padecer artritis gotosa.

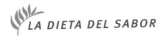

Pero eso no es todo, todavía hay más. Varios estudios han demostrado empíricamente que el consumo a largo plazo de fructosa añadida en altas concentraciones nos vuelve más propensos a la falta de memoria. Un estudio a largo plazo desarrollado en los Estados Unidos por la Universidad de California con la participación de 4000 voluntarios analizó qué sucedía si se consumían a diario más de dos refrescos edulcorados, durante años. Entonces se observó que el volumen del hipocampo, crucial para la memoria, se reduce y se sufre así de problemas de memoria. Los síntomas detectados entre los participantes incluían claros indicios de un deterioro en su memoria episódica. Otro experimento, este con ratas de laboratorio, sustituyó durante seis semanas el suministro de agua habitual por una solución ligeramente edulcorada con fructosa. Los roedores perdieron la capacidad natural de orientarse espacialmente, olvidaron el itinerario que antes habían memorizado para atravesar un laberinto, se mostraban más lentas y sus cerebros registraban un descenso de la actividad sináptica. Y para asegurarnos de que lo estoy explicando bien, te lo recuerdo una vez más: las sustancias que provocan estos síntomas no son los hidratos de carbono, sino específicamente las mezclas de fructosa y glucosa.

Los carbohidratos son una necesidad básica para nuestra alimentación diaria. La cuestión es, ¿en qué cantidades? Un estudio a largo plazo realizado en Estados Unidos observó a 15 438 adultos durante varios años y detectó que tanto una dieta especialmente rica en carbohidratos como un dieta que renunciase a ellos en gran medida (*low carb*) llevaban aparejado un mayor riesgo de mortalidad. Así que lo ideal parece ser una ingesta moderada de hidratos de carbono. Traducido: que supongan aproximadamente la mitad de las calorías diarias que tomemos. Lo mejor sería que se tratase de carbohidratos complejos, con alto contenido en almidones. Es decir, pan integral, cereales sin refinar y todo aquello que los receptores de almidón de la lengua capten con actitud positiva.

En cuanto al jarabe de maíz, esa trampa de fructosa, lo mejor es esquivarlo por completo. Lo mismo vale para todo lo que se esconda bajo las denominaciones isoglucosa, jarabe de maíz alto en fructosa (*High Fructose Corn Sirup*, HGCS), jarabe de glucosa-fructosa, azúcar invertido o edulcorante de frutas natural. Desde que todos saltaron al mercado, la cifra de personas con sobrepeso en Estados Unidos sube y sube sin cesar. Un comunicado de la Universidad de Utah cita al biólogo Wayne Potts: «El incremento de los casos de sobrepeso ha sido paralelo a un aumento generalizado del consumo de azúcar y al cambio del azúcar cristalizado por el jarabe de maíz con alto contenido en fructosa». Un estudio de la misma universidad desveló que existen relaciones entre el jarabe de maíz y una bajada de las tasas de fertilidad, así como con un descenso de la esperanza de vida. «Nuestros estudios precedentes y muchos otros trabajos han verificado que, en líneas generales, el azúcar añadido es perjudicial para la salud», afirma el director de estudios científicos, James Ruff. Por eso nos hace llegar este consejo: «En primer lugar, deberíamos rebajar la cantidad total de azúcar que consumimos, después, reflexionar sobre qué tipos de azúcar se trata, y finalmente, limitar la ingesta de jarabe de maíz con alto contenido en fructosa».

Naturalmente, demonizar la fructosa por sí misma, sin más, es un disparate. En el fondo, mientras la comamos en forma de fruta fresca y con moderación, no supone ningún problema para el organismo. ¡Si hasta sirve como reserva de energía!

Pero un donut endulzado con jarabe de glucosa-fructosa podría contener más fructosa que un bol grande a rebosar de macedonia. Precisamente por eso, lo más recomendable tras engullir una de estas rosquillas fritas no es lanzarse a por un plato de esa macedonia. Lo más inteligente sería fijar la mirada en verduras que aporten fibra, como zanahorias, apio e hinojo. O en frutos del bosque, como arándanos, frambuesas, grosellas y moras, porque contienen menos fructosa que otras frutas y podrás comer más cantidad sin temores. De todos modos, la regla básica es esta: es sanísimo tomar entre dos y tres porciones de fruta al día.

En lo que atañe a los carbohidratos en conjunto, más valdría que reflexionásemos y no los tratásemos de un modo injusto, como ya hici-

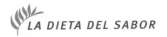

mos con las grasas. La histeria no sirve para nada. No sería buena idea convertir en hábito cotidiano una porción de tarta, pero si un día te apetece un arroz con leche, no te prives. No hay ningún motivo para sustituirlo por una barrita dietética. Es mejor que disfrutes de lo que verdaderamente te pide el cuerpo, con todos los sentidos. Una sola excepción: evita todo aquello que esté elaborado con jarabe de maíz (jarabe de glucosa-fructosa).

11

Gusto, genética y medio ambiente

El gusto, una adaptación a los factores ambientales

¿Los genes llevan escrito nuestro destino inevitable o es posible introducir modificaciones en la herencia genética para amoldarse a factores ambientales? Si el segundo supuesto es cierto, ¿hasta qué punto cabe incorporar modificaciones? ¿Qué grado de influencia ejerce la alimentación sobre la herencia genética? La dicotomía entre condicionamiento genético y ambiental es una de las cuestiones más candentes para la humanidad. Hoy sabemos que el influyo del entorno supera, con mucho, todas las suposiciones que nos habíamos planteado. Ese influjo se refleja en el epigenoma. Se encarga de determinar cuáles de los aproximadamente 23 000 genes puede utilizar una célula y cuáles no. Si el epigenoma sufre alteraciones, también cambia la identidad de la célula correspondiente. En lo que respecta al sentido del gusto, por ejemplo, podría ser que un receptor de amargor se transforme en un receptor de glucosa, si es que el cambio acarrea alguna ventaja evolutiva. Las cucarachas gozan de merecida fama como maestras de la supervivencia. Dado que les gusta rondar por las despensas, sería lógico pensar que sienten predilección por los alimentos dulces y ricos en energía. Pero resulta que, no hace mucho

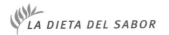

tiempo, un grupo de investigadores de la Universidad de California en Davis se encontraron con un subgrupo de cucarachas que son inmunes al sabor dulce. Tras estar en contacto en repetidas ocasiones con cebos venenosos dulzones, habían aprendido a considerar ese sabor un peligro. Y precisamente sus receptores del amargor eran los que se encargaban de reconocer la glucosa como sustancia potencialmente peligrosa. Estos bichejos se adaptan a los influjos del entorno a una velocidad pasmosa. Esa conducta, adaptable de forma inmediata, subraya la plasticidad de su sistema sensorial para reaccionar ante las condiciones cambiantes del entorno que las rodea. Esa adaptación tiene por fin que el organismo encaje mejor en el hábitat que lo rodea y así se mantenga con vida.

A los koalas les encantan las hojas de eucalipto, pero hete aquí que las dichosas hojitas contienen sustancias tóxicas, letales para la mayoría de los mamíferos. Pues estos peluches roen y roen sin cesar, entre 600 y 800 gramos diarios. Pero son capaces de expulsar el veneno sin sufrir el más mínimo daño, gracias a una adaptación genética. Sus hígados sintetizan enzimas especiales que ayudan a descomponer y secretar los principios tóxicos. La revista especializada *Nature Genetics*, que publicó un artículo de la Universidad de Sídney, señala unos «genes detoxificadores» especiales, que están presentes en la herencia genética de los koalas y los protegen de las toxinas. Además, los investigadores también localizaron genes que podrían ayudarles a identificar cuáles son las hojas menos venenosas y más nutritivas. Cosa que, por cierto, harían en parte gracias a receptores olfativos especializados y en parte a través de receptores gustativos que, entre otros detalles, determinan el contenido en humedad de las hojas. Los más jóvenes suelen evitar especialmente un tipo de hojas que destaca por su elevado contenido en ácido cianhídrico. No las comen hasta que alcanzan cierta edad, cuando su sistema de defensa antitoxinas ya está plenamente desarrollado.

Los pingüinos representan un caso completamente distinto. Tienen una lengua rugosa, como de papel de lija, repleta de pequeñas verrugas, incapaz de percibir el amargo, el umami o el dulce. La lengua de los pingüinos está perfectamente especializada para apresar peces y engullirlos de un bocado. Los únicos gustos que capta son el salado y el ácido. El salado viene del agua marina, donde bucean en busca de presas. Y el ácido corresponde a los pescados semipodridos, plagados de bacterias. Buscar y evitar, son las dos conductas que codifica y regula sus sentido del gusto.

Que estas simpáticas aves tan solo perciban dos gustos diferentes podría ser causa de las temperaturas extremadamente frías que reinan en la Antártida, su hogar original. Eso sostienen investigadores chinos y estadounidenses en la revista especializada *Current Biology*. Poseer una gama completa de receptores, como probablemente tenían en principio los pingüinos, no reportaba ninguna ventaja para sobrevivir (y era inútil, porque en los océanos glaciales no hay ni rastro de frutos dulces), así que los perdieron. Hoy existen poblaciones de pingüinos en regiones de clima más templado, aunque sean originarios de la Antártida. Pero ni así ha regresado la variedad de receptores que tuvieron antaño. Quién sabe, quizás el calentamiento climático los obligue a adaptarse a nuevos entornos y entonces cambie la situación.

Los últimos estudios realizados en Kobe, Japón, aportan evidencias de que la pérdida y simplificación extrema de los genes de los receptores es un fenómeno extendido entre muchas especies animales. Por ejemplo, los gatos, las gallinas y los murciélagos no perciben el dulce. Los delfines solamente detectan el umami, nada más. Entre los humanos, los investigadores descubrieron dos mermas funcionales especialmente preocupantes: al parecer, cada vez reconocemos peor el ácido y el amargo. Si no se utilizan, los genes que codifican los receptores se pierden, como consecuencia del efecto conocido como «*loss of function*» (pérdida funcional). De acuerdo con las tesis de los investigadores nipones, dicho efecto sería fruto de diversas sobrecargas evolutivas, como las dietas y una dieta que, en líneas generales, se ha vuelto muy monótona, así como de toxinas y de alteraciones climáticas (que conllevan cambios en los hábitos alimentarios).

Los gustos ácido y amargo señalizan la presencia de muchos enlaces químicos tóxicos, que supondrían un riesgo para la vida. Detectarlos

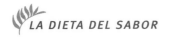

supone una ventaja para sobrevivir. Y resulta que a los humanos modernos les faltan los receptores que los identifican. Puede ser producto de la homogeneidad de la nutrición, ya que, en la actualidad, nuestra alimentación está compuesta fundamentalmente por combinaciones de dulce-graso y graso-salado-umami. Y esa alimentación también cuenta con sus aromas típicos, así que la pérdida funcional no solo afecta al sentido del gusto, sino también al del olfato. Ambos experimentan alteraciones muy profundas.

Para comprender cuál podría ser la raíz de esa ceguera a los sabores, será muy útil que echemos un ojo al mercado agrícola. Gran parte de la demanda energética de nuestros organismos se cubre con la ayuda de seis especies comerciales: trigo, arroz, maíz, patatas, batatas y mandioca. A pesar de que, teóricamente, podemos elegir entre unas 75 000 especies distintas de vegetales comestibles, nos ceñimos a un par de docenas de opciones bien conocidas. No hace mucho, imponernos una limitación parecida nos hubiese condenado probablemente a la hambruna. Pero claro, entonces disponíamos de una amplísima gama de comestibles prácticamente delante de casa. Y no me refiero a los establecimientos de restauración y hostelería, sino a los bosques y los prados. En 1854, el escritor Henry David Thoreau se retiró durante varios meses a vivir en la floresta y subsistió alimentándose exclusivamente de lo que le ofrecía la naturaleza. Según dejó escrito, si le amenazaba la hambruna, siempre podía recurrir a los tupinambos. Contienen tres veces más proteínas que las clásicas patatas. Los nativos americanos los arrancaban, los hervían y los asaban, o los molían para obtener harina. Si viviese hoy, Thoureau probablemente se limitaría a calentar un plato precocinado con un microondas que funcionase con energía solar. Pero el caso es que el tubérculo del *Apios americana* impresiona por los nutrientes que contiene. En Japón, donde es cultivado tradicionalmente en varias prefecturas, se lo considera un superalimento, muy nutritivo y capaz de bajar la tensión sanguínea. ¿Y por qué en nuestros supermercados no hay ni rastro? ¿Porque son más pequeños que las patatas y sus tallos y hojas crecen sin control, enmarañados, por todo el suelo? ¿Porque no hay manera de cosecharlos con la maquinaria estándar? ¿O será quizás porque el trigo, el maíz y la soja son más lucrativos que las patatas?

El cinturón del maíz se extiende por las interminables llanuras del Medio Oeste de Norteamérica, ocupando superficies de dimensiones inimaginables, donde solo se cultiva maíz, soja y trigo. En total, 155 millones de hectáreas, una superficie 4,5 veces mayor que Alemania entera, donde predominan especies comerciales genéticamente modificadas y tratadas con pesticidas. Se planta y se recolecta aquello capaz de imponerse y resistir en el sistema agroalimentario. Las innovaciones se limitan a intentar aumentar el rendimiento de los cultivos bien conocidos. Eso sí, los monocultivos no solo provocan efectos inmediatos sobre el medio ambiente in situ. Sus brazos son largos y llegan hasta el sistema gustativo de cada individuo. En el peor de los casos, rechazará aquellos sabores que se alejen de lo más corriente, como los vegetales silvestres, de sabor más intenso u fuerte, que suele considerar desagradables e incomestibles.

¿Cuánto tiempo habría aguantado Henry Thoureau armado únicamente con comida enlatada y sobres de sopa en los bosques del siglo xxi? ¿Sería capaz de encontrar algo para comer fuera de los supermercados, de prepararlo, preservarlo y legar esas tradiciones a las generaciones venideras? ¿Se le ocurriría, siquiera? Pues bien, hoy las barritas energéticas ocupan el puesto de los tupinambos de su época.

Una dieta cotidiana basada en Cheerios, Loops, Pops, Crispies o los clásicos copos de maíz Cornflakes, tostadas y crema de cacao con avellanas para desayunar, sopas de sobre para mediodía y lasaña congelada para cenar acaba por alterar nuestra respuesta gustativa, es inevitable. Es imposible figurarse qué aspecto tienen esas respuestas cuando conocemos escenarios futuristas que prometen que el hombre moderno se alimentará y saciará perfectamente a base de un batido elaborado con un preparado en polvo «a la medida de sus necesidades nutricionales» diluido con agua. Ray Kurzweil, cofundador de la Universidad Singularity en Palo

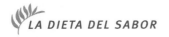

Alto, reconoce que se traga diariamente 100 tabletas de complementos nutricionales (ojo, porque en 2005 aún tomaba 250) y se pone media docena de inyecciones por semana. Kurzweil es doctor honoris causa por 20 universidades (como mínimo), tiene 70 años y además, es director de ingeniería en Google, una de las empresas que financian la Universidad Singularity. A fin de cuentas, en su programa figura investigar y avanzar hacia la inmortalidad, nada más y nada menos. Ante lo cual, una persona amante de disfrutar y gozar con las percepciones sensoriales bien podría preguntarse, ¿para qué?

Philippe Riviére asistió a un campus de verano de la Universidad Singularity, celebrado en el Research Park de la NASA. Una de las tareas propuestas a los estudiantes era esta: «Deben saciar el hambre de 1000 millones de personas en el planeta. ¿Cómo lo conseguirían?». Riviére repitió su respuesta en *Le Monde diplomatique*, una revista mensual especializada en política internacional: «¿Qué es la alimentación sino materia orgánica, proporcionada en una forma aprovechable para el aparato digestivo? Tan solo sería necesario inventar una máquina que, con la ayuda de nanorrobots, fabricase alimentos a partir de algas o desperdicios».

Fantasías como esta suenan a intentos por revivir la máquina alimentadora de Chaplin en *Tiempos modernos*, que liberaría a los trabajadores de la tediosa tarea de preparar la comida. Al mismo tiempo. Al mismo tiempo, nada desearíamos más que ver fracasan irremisiblemente, como le sucedió al trasto de Chaplin, imposible de controlar técnicamente. Sea como sea, tendremos que encontrar una respuesta sensata a la cuestión: ¿de qué se alimentará la humanidad en el futuro? Ya hoy son sorprendentemente pocas las personas que se nutren de alimentos frescos y, sobre todo, naturales. Si exceptuamos la albahaca, que viene del tiesto de la ventana de la cocina, pocos alimentos cosechamos con nuestras manos. La «cosecha» la hacemos en el supermercado. Cada vez acudimos menos a los mercados semanales que se celebran periódicamente. Pero casi todo el mundo acude al hipermercado en coche. Quienes se lo pueden permitir, incluso lo hacen a la inversa, para que la furgoneta de reparto lleve hasta su domicilio la compra. Todo llega envuelto en plásticos de colores, preparado para conservarse durante semanas.

Existen lugares donde solamente hay a la venta alimentos procesados industrialmente, y esto sucede en regiones densamente civilizadas. Los habitantes de esas áreas (conocidas en inglés como *food deserts*) se mantienen a base de comida rápida y alimentos que se conservan durante larguísimos períodos de tiempo. De acuerdo con el Departamento de Agricultura de los EE. UU. (USDA), en 2016 ya vivían en Estados Unidos más de 24 millones de personas en lugares como estos, verdaderos desiertos alimentarios. La Sociedad Estadounidense de Nutrición define los *food deserts* en su página web como «regiones, especialmente comarcas económicamente deprimidas, con una oferta muy escasa de frutas y verduras frescas, además de con una notoria sobreabundancia de alimentos procesados cargados de azúcar y grasas, bien conocidos por ser los causantes de la epidemia nacional de obesidad». En tales desiertos alimentarios, las enfermedades metabólicas campan a sus anchas, como verdaderas epidemias.

Es suficiente seguir una dieta rica en comida rápida durante 14 días para que la diversidad de la flora bacteriana que habita en nuestros intestinos disminuya drásticamente. Y con ella, los efectos saludables que nos aporta. En 2015, un grupo de trabajo de la Universidad de Pittsburgh publicó los resultados de un estudio que había intercambiado los hábitos alimentarios de 20 afroamericanos oriundos de Pennsylvania y 20 personas de raza negra que vivían en Sudáfrica. Los participantes sudafricanos dejaron a un lado su dieta tradicional a base de alubias, batata, verduras y pescado, para comer hamburguesas, patatas fritas, donuts y similares. En la otra cara de la moneda, los sujetos estadounidenses cambiaron sus alimentos por las recetas y los ingredientes tradicionales de la población rural africana. Al terminar las dos semanas de la prueba, en el intestino grueso de los sudafricanos se registró una caída significativa de la variedad de bacterias benignas. Entre otras, habían desaparecido las que producen el butirato, un ácido graso de cadena corta, famoso por ser un reductor

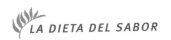

del riesgo de padecer cáncer. Al mismo tiempo, los indicios de procesos inflamatorios habían aumentado, mientras que en el grupo paralelo se observó un proceso totalmente opuesto. Tom Spector, estudiante de biología, constató algo muy semejante. Después de alimentarse exclusivamente en los establecimientos de una cadena de comida rápida durante diez días, se sentía agotado, débil. La población de bacterias nocivas en sus intestinos se había disparado, mientras que una parte de las bacterias beneficiosas parecían haberse esfumado sin dejar rastro.

La composición desfavorable del microbioma no solo está relacionada con procesos inflamatorios y riesgo de sobrepeso, sino también con depresiones, esquizofrenia y Alzheimer. La médica Giulia Enders, autora del superventas *La digestión es la cuestión*, cita incluso la ira como posible consecuencia de una alimentación monótona: «A veces me pregunto si esa rabia cada vez más intensa que afecta a tantas personas y esa sensación de negatividad no serán también, en parte, resultado de que en sus intestinos no reine el equilibrio. Existen indicios elocuentes, que deberíamos tomarnos en serio, que apuntan a que la falta de flora bacteriana intestinal o su composición desfavorable podrían tener efecto así sobre la psique. Como mínimo, podrían acentuar esos estados de humor».

Además, el microbioma de cada persona influye siempre en sus preferencias sobre gustos. Si las colonias bacterianas que habitan en el intestino (y que pesan en total alrededor de 1,5 kilos) están formadas principalmente por bacterias que se nutren de grasas y azúcares, se acentúa el apetito por tales nutrientes. Aquí surge otra pregunta: ¿quién tiene entonces la sartén por el mango, el ser humano o el microbioma, que se ha salido de madre y asume el control?

12

El sabor del futuro

Cuando vayas a la compra, presta atención

Mucha gente se pregunta si, en nuestros días, todavía es posible alimentarse de forma natura. Pues sí, lo es. La asesora nutricional canadiense Tosca Reno acuñó en su gran éxito *Eat-Clean Diet Book* el concepto de «comer limpio». Esa «limpieza» no se refiere a la higiene, sino a la pureza natural de los ingredientes primarios. Exigía más transparencia en el plato, aconsejaba cocinar con tus propias manos, optar por verduras bio y prescindir de los azúcares industriales. La comida debería ser natural y, siempre que sea posible, incorporar ingredientes regionales, frescos y de temporada. La regla de oro: cuanto más corta sea la lista de aditivos, ¡mejor! De acuerdo con Reno, si nos atenemos a estas normas, prescindiremos automáticamente de edulcorantes sintéticos, azúcares añadidos, colorantes y aromatizantes artificiales, potenciadores de sabor, grasas trans y otros ingredientes indeseables que suelen incorporar los alimentos procesados. En una dieta Clean Eating, la prioridad no es adelgazar, sino que la comida sepa bien y nos sacie. Servir una frambuesa solitaria en un plato blanquísimo y vacío no es «comer limpio», ni de lejos. En este concepto está permitido (y de hecho, bien visto) que los menús sean opíparos, con dos condiciones: debe tratarse de ingredientes tan naturales y frescos como sea posible. Reno concibió la idea en 2007, sin que le importase entonces lo más mínimo

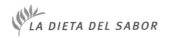

que el aspecto de los platos fuese apto o no para Instagram. Claro, hoy la situación es distinta. Pero si dedicamos la misma atención a elegir los alimentos que a sacar fotos, todo debería salir bien.

El interés por la alimentación sana es enorme, de lo cual da fe un análisis de mercado realizado por el Instituto Allensbach de Demoscopia en el año 2018. Casi dos tercios de las personas encuestadas afirmaron estar interesadas en seguir una alimentación y un modo de vida saludable. En contraste, tan solo una de cada tres indicó que le interesasen las dietas.

El deseo de alimentarse de la forma más natural posible gana adeptos sin parar. El célebre chef y cocinero Tim Raue es un reputado defensor del concepto *Clean Eating*, comer limpio. En una entrevista concedida al *Frankfurter Allgemeine Zeitung*, expuso así el principio básico: «Se trata de utilizar productos que crezcan en un huerto o a su alrededor. O sea, muchas verduras y hortalizas, algo de origen animal, pero poco, y todo fresco y sostenible. Nada de azúcar ni de ingredientes procesados industrialmente». En su opinión, eliminar las grasas trans, los potenciadores de sabor y los cereales tratados con pesticidas no supone una renuncia, sino una ganancia, sobre todo en materia de sabor. «Hemos puesto las técnicas de preparación patas arriba y hemos borrado de un plumazo todo ingrediente que tuviese el más mínimo rastro industrial. A largo plazo, eso altera los aromas por completo», explica Raue, que también proclama orgulloso: «Personalmente, opino que todo cuanto hago, en primer lugar, debe saber a gloria. Como cuando pruebas la primera cucharada y piensas 'madre del amor hermoso'. Un sabor que seduzca, que arrastre. Lo tengo clarísimo, lo primordial es el sabor. Y cuando digo sabor, me refiero a dulzura, acidez, picor, ¡todo!».

La cocina de los sentidos, con base natural

Si nos pica la curiosidad por cómo se cocinará en el futuro, nada mejor espiar por encima del hombro a los profesionales más destacados del mundo de la cocina y la restauración. La respuesta se revela de inmediato:

será una cocina muy natural. En Copenhague se encuentra el «Noma», elegido en cuatro ocasiones como mejor restaurante mundial y célebre por proponer el estilo «Nordic Cuisine», con alma regional y raíces cercanas a la naturaleza. Es el escenario donde el chef René Redzepi experimenta con alimentos regionales fermentados y zumo de peras, con el propósito de enseñarles a sus huéspedes la cultura, la historia y el entorno de la región. La idea es que los comensales vivan en su paladar la naturaleza única e impoluta del Norte. Algo parecido persigue también Magnus Nilsson. Su restaurante «Fäviken» actúa como un verdadero imán, emplazado en la soledad del norte de Suecia. Ofrece platos regionales, elaborados con precisión artesanal empleando carnes y pescados recién capturados, que atraen a visitantes de muy lejos. «Yo creo que nuestro trabajo no solo le proporciona un placer pasajero a la gente, sino que les ayuda a redescubrir su relación con la naturaleza y replantearse qué lugar ocupan en el mundo», describe la joven estrella, un recién llegado al club de los chefs galardonados. Y añade: «Me parece importante para poder ser verdaderamente felices». Nilsson se formó en París, donde aprendió a conceder importancia y atención a la calidad. «Una cebolla excelente, fresca y arrancada de una buena tierra, llega dulce y cargada de sabor a cebolla. Tienes que conocer a fondo los productos con que trabajas. Si no están buenos, hay que descartarlos».

Entre los pioneros de la cocina natural figura también el autodidacta francés Michel Bras, un magnífico exponente de su profesión. Su restaurante, hoy bajo la dirección de su hijo Sebastien, pertenece a los más retirados de toda Francia. Se encuentra emplazado en una meseta en la zona suroeste del Macizo Central, enclavado en un paisaje que recuerda a las interminables praderas americanas. Bras, que siempre se mantuvo fiel a su patria chica, aborda la cuestión del terruño (*terroir* en francés) y de su íntima relación con la tierra para darles sentido y alma a sus creaciones culinarias. En 1991 dejó escrito que: «El concepto de la cocina natural tiene un significado especial. Cada creación alberga recuerdos, sensaciones, emociones, estados de ánimo e impresiones fruto del estrechísimo

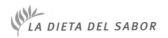

vínculo con la tierra. Pero solo funciona si estoy rodeado de mi familia y mi paisaje, en Aubrac».

Vínculo y sabor corren unidos como un hilo rojo que uniese a los chefs estrella de todo el planeta. Como si uno no pudiese prescindir del otro. Conocer los ingredientes básicos es imprescindible para poder extraerles todas las posibilidades gustativas. En las antípodas, el chef Peter Gilmore se emociona al hablar de las verduras y hortalizas naturales en el restaurante «Quay», de Sídney: «Desde hace siete años, tengo un huerto donde planto mis propias hortalizas y eso ha transformado mi manera de cocinar. Al relacionarme de este modo con la naturaleza, comprendo mucho mejor cómo son los ciclos vitales de las plantas y distingo cada fase de crecimiento al detalle, desde los primeros brotes hasta la floración. Conozco en profundidad las hojas, los frutos, las vainas y las semillas que luego integro en la cocina… La naturaleza pone a mi disposición una paleta de materiales muy extensa, pero yo enfoco la cocina al origen, para darle a la naturaleza el lugar y el valor que merece». Gilmore considera que las texturas son el pilar elemental de todos los ingredientes, que pueden perfeccionarse o degradarse mediante las diferentes técnicas de cocina. Estofar a fuego lento, rehogar, triturar, fermentar, reducir y espesar, asar, freír… la gama es amplísima y todas permiten conseguir una experiencia gustativa formidable a partir de un producto básico a priori insulso.

Gilmore tiene toda la razón y lo demuestra un estudio actual realizado en los Países Bajos, cuyo fin era indagar por qué tantas personas consumen muchas menos verduras de las recomendadas. Dicho estudio se topó con un detalle interesantísimo: la textura, o sea, la consistencia del alimento, es decisiva para definir la sensación en boca y en el caso de las verduras, influye especialmente. Es muy importante cuando comemos lechuga, brécol, alubias, puerros y demás familia, sobre todo en combinación con el aroma que se percibe a través del olfato. En algunos casos, el tacto ejerce más influencia que el propio gusto. Aún así, existe la posibilidad de que los escépticos que arrugan el entrecejo ante las verduras entablen una relación más positiva con ellas. Solo habría que prepararlas a la medida de sus preferencias. Cuando las compres, es fundamental que sean frescas y que no vengan envueltas en ningún embalaje, si es posible. Ya sea en un huerto propio (o de un vecino o similar), en el mercado o en el súper, siempre habrá alguna forma de abastecerte de verduras y hortalizas frescas, de cultivo regional, para servir en casa. Si de veras quieres comer más limpio de hoy en adelante, a continuación te propongo varias medidas, todas muy sencillas:

1. Entérate de qué días se celebra algún mercado en la zona donde vives.
2. Compra las frutas y verduras sin envases ni embalajes; llévate tu propia bolsa.
3. Busca productores de la región donde vives, que apliquen métodos de agricultura biológica. Infórmate sobre la posibilidad de recibir cajas de verduras en casa o desplázate personalmente para comprarlas. Lo ideal sería ir en bicicleta.
4. Empieza tu propio huerto. Puedes empezar en el balcón o en los alféizares de las ventanas, con hierbas aromáticas y lechugas en tiestos, o quizás preparar un arriate en la terraza o la azotea.
5. Averigua si hay algún huerto comunal cerca de casa. También puedes reunir a unas cuantas amistades y poner en marcha el vuestro.
6. Si te falta el tiempo o las ganas para agarrar una azada, echa de todos modos un ojo para ver si hay huertos de este tipo donde vives. Porque a menudo los hortelanos están dispuestos a intercambiar o regalar parte de su producción, ¡sobre todo si la cosecha es abundante!
7. Hazte con un libro que describa las hierbas silvestres y lánzate a buscarlas en los campos de los alrededores. Observa el paisaje con otra mirada. El mismo consejo es válido para hongos y setas.
8. La principal época de la cosecha llega entre finales de verano y el otoño. No es raro encontrarse árboles frutales en las lindes y cunetas de caminos y carreteras rurales. Manzanas, peras, melocotones,

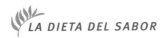

albaricoques, castañas... Puedes servirte, siempre que primero te cerciores de que no se trata de un terreno privado. En este último caso, siempre puedes ofrecerte para ayudar en la recolección.

9. En los supermercados, procura elegir marcas blancas o marcas propias. Gracias a la trazabilidad puedes comprobar el origen de los productos y generalmente, se someten a exámenes para verificar que no contienen restos de pesticidas o fertilizantes. Por ejemplo, algunas cadenas de supermercados apoyan a los productores regionales y a la alimentación consciente a través de sus marcas propias.

10. Si el tiempo apremia y no hay más remedio que optar por los congelados, que no te dominen los nervios. Puedes darle un toque extra a la pizza con unas hierbas aromáticas frescas y una cucharada de yogur natural. O puedes cocer unos guisantes congelados y triturarlos para elaborar una crema aderezada con una pizca de mantequilla, sal y menta fresca. Una idea deliciosa para mojar bastoncitos de hortalizas o acompañar carne o pescado.

11. En los supermercados regentados por inmigrantes, que suelen estar cerca de lugares muy transitados, encontrarás verduras y hortalizas frescas de temporada a muy buen precio. Sin olvidar grandes manojos de hierbas como el perejil o el cilantro, además de pasta de tahína y frutos secos al natural.

· ·

Alimentos regionales, de temporada, felices

¿Existe alguna diferencia entre el sabor de la carne de un cerdo, producto de la ganadería intensiva, y la de otro criado con métodos biológicos, más respetuosos? ¿Es posible apreciar el terruño, el origen, la alimentación y la forma de cría de un animal a través de su carne, como sí sucede con el vino? Ahora mismo estoy con Hendrik Haase, activista alimentario y empresario. Es una noche templada de verano y estamos sentados en una mesa de una tasca berlinesa frecuentada por artistas.

Nos rodea un puñado de periodistas e intelectuales que trabajan en el sector cultural de la capital alemana. La conversación es animada, se ha encendido una discusión muy viva alrededor de la carne.

Ijoma Mangold nos ha pintado con fervor y sin ahorrarse un solo detalle las terribles escenas que recuerda por experiencia propia de los mataderos. Ha evocado el olor de a sangre y los vapores que despide la humedad. Haase asiente y señala con fría precisión cuáles son los puntos clave en la anatomía del ganado vacuno y porcino. Sabe de lo que habla, porque es un experto en ofrecer deliciosas carnes de primerísima calidad, aunque a él no sea precisamente lo que más le guste. Sorprende la frecuencia con que alude a conceptos grandilocuentes como la dignidad, la transparencia y el placer. Sobre todo al placer, al disfrute. Tiene historias y anécdotas que relatar sobre todas las partes de cada animal. Conoce en persona a los ganaderos a quienes compra, sabe por qué la carne de los cerdos de la raza específica que se cría en Schwäbisch Hall resulta exquisita. Porque son ejemplares que crecen al aire libre, bajo viejos y nudosos robles cuyas bellotas olisquean y devoran, además de comer manzanas y trébol que se encuentran por los campos. Y naturalmente, porque se sacrifican y despiezan con muchísimo cuidado. Se aprovecha absolutamente todo, sin excepción. Hasta las orejas acaban en el mostrador de la carnicería.

Haase es un defensor apasionado del trabajo artesanal. Lo advierte en su página web: «Durante las últimas décadas, nos hemos alejado del origen de los alimentos que consumimos. Todo el mundo habla de comida, pero ya no sabemos en qué consiste el trabajo de una granjera, de un carnicero o de una panadera». Es el dueño de la carnicería Kumpel und *Keule*, ubicada en el Mercado 9 de Berlín (*Markthalle Neun*). Se trata de un puesto de venta totalmente acristalado, así que todo aquel que quiera puede contemplar cómo se trata y prepara la carne. Cuando se inauguró, el diario *Süddeutsche Zeitung* comentó: «¿Quién se habría imaginado que la apertura de una carnicería podría desatar críticas y reportajes tan exhaustivos como el estreno de la ópera *Tannhäuser* en el Festival de Bayreuth?».

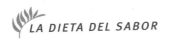

En realidad, no era tan imprevisible. El propio Haase es un narrador fantástico, tiene maña para contar historias. Por eso deja caer a todos los participantes en la conversación citada la siguiente pregunta: «¿Alguien anda escaso de tomates?». Los demás nos contenemos, manda el silencio. Y continúa: «Porque mañana bien temprano llega un camión cargado de tomates de Transilvania al Mercado 9. Vienen del huerto del abuelo de un amigo». ¡Tomates de Transilvania! Podría haber dicho «Rumanía», pero ha elegido «Transilvania», la patria de Drácula. En nuestra imaginación se dibuja el camión, colmado de tomates de un rojo granate, y una duda nos ronda en la cabecita... ¿no sería buena idea madrugar un poco para echarle el guante a una caja llena de esas joyas?

Centrar la atención en lo más sencillo y esencial, sin desechar nada. Recoger la cosecha y transformar sus frutos en un goce para los sentidos, con fantasía y trabajo artesano. En la actualidad, en Berlín, en Viena, en Zúrich y en cualquier otro lugar, se está tejiendo una red que pretende devolver la naturaleza a la cocina. Está formada por distintos movimientos, con títulos como *Nose to Tail*, *Leaf to Root* y *Slow Food*, unidos por una meta elemental: demostrarnos que la alimentación no tiene por qué dejar desperdicios tras de sí, que es posible conseguir maravillas gustativas con productos regionales y de temporada. Que para eso no es imprescindible recurrir a productos exóticos como la piña, los fisalis o la pitahaya. Vivimos una nueva época, donde el papel revolucionario que antaño desempeñaron las tostadas a la hawaiana (con piña) lo ostentan las zanahorias o las bayas del espino falso. Los sabores están sometidos a una deconstrucción. Allí donde antes se apostaba por combinar y condimentar sin control, hoy se procura sistematizar y reducir. Menos es más. Perseguimos matices de sabor únicos, redescubrimos viejos ingredientes y los combinamos para darles aires nuevos, estimulantes.

Por ejemplo, la remolacha. Cuando fui a entrevistar a Billy Wagner, del restaurante berlinés Nobelhart & Schmutzig, fue precisamente eso lo que me sirvió. No se trata precisamente de mi verdura favorita. Cuando tomo zumo de remolacha condimentado con jengibre, es porque estoy enferma, tengo resaca o todo a la vez. Por si fuera poco, el día que acudo a la cita tampoco he tenido tiempo para comer a mediodía, lo cual no contribuye a mejorar la situación. Pero no adelantemos acontecimientos. Empezaré por describir el local, terriblemente minimalista, situado en la céntrica calle Friedrichstraβe y con el escaparate adornado por encajes de lencería roja que parecen olvidados allí al tuntún. Antes de pulsar el timbre de latón, compruebo dos veces que no me he equivocado y estoy en la dirección correcta. Porque hay que timbrar, nada de entrar sin más. Antes de que tenga tiempo para fantasear con qué me espera dentro, Billy Wagner abre la puerta con entusiasmo y pasamos al guardarropa. Lo primero que me llama la atención es una gruesa capa verde, como la que llevaría un pastor. «Es para los fumadores, para cuando salen a la calle», comenta Wagner. A continuación, accedemos al comedor, sorprendentemente agradable. Se trata de una cueva discretamente iluminada, decorada con profusión de maderas claras, con pieles sobre las sillas. Un mostrador de madera curvo rodea el punto central al que se orientan las luces, la cocina. Allí se trabaja con concentración total en el menú del servicio de cena. La mesa de trabajo de pinches y cocineros es gigantesca, de madera maciza. «Me paso aquí la mayor parte del día, así que me gusta hacerlo rodeado de cosas de calidad», explica Wagner, y lo ejemplifica con unos golpecitos en la mesa. Sigo su mirada hasta la ventana, que da al patio trasero. Allí se alza un solitario abeto sobre el césped, nada más. ES como si llevase décadas allí, plantado con toda la intención. No es posible diseñar mejor con el concepto *brutal lokal* (el credo de la empresa, literalmente, «brutalmente local»). No se utiliza ni un solo ingrediente que no provenga el entorno. Nada de lavanda, pimienta ni limones en la cocina. Paso libre a los membrillos y las bayas del falso espino. Para poner un punto ácido, el jefe de cocina Micha Schäfer recurre al verjus o agraz, zumo de uvas verdes, sin madurar, que elabora una empresa familiar en la aldea de Werder, cerca de Potsdam. Desde los criadores de los patos, que proceden de la región de Brandenburgo (próxima a Berlín), hasta al panadero, conocen personalmente a todos los proveedores. Algunos se

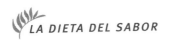

han convertido en amigos con el paso del tiempo. Mientras mis ojos se acostumbran y admiran el verdor oscuro de la ventana, llega un saludo desde la cocina. Ante mí aparece un plato con tres rodajas de remolacha. Justo al lado, un manchón de salsa de color granate Burdeos, elaborada a partir de zumo de remolacha reducido. Sonrío cortésmente y trato de olvidar que Wagner acaba de confiarme que, en las próximas semanas, la estrella del menú será la pechuga de pato. Y lo será porque los patos de Pomerania, cuya crianza él mismo ha vigilado paso a paso, están listos para recibir al matarife. La carta contiene muchísimos productos obtenidos en la propia ciudad o en su entorno inmediato, como son las regiones de Mecklenburgo-Antepomerania, Brandenburgo y la costa del Báltico: anguilas del lago Müritz, lucio o mantequilla elaborada con leche cruda, por ejemplo. El ingrediente que más kilómetros ha recorrido probablemente sea el aceite de pepitas de uva, pues procede del Palatinado, de la bodega Rummel, especializada en viticultura biológica.

Wagner insiste en el respeto. «El colinabo tiene que mirar a la carne de cordero de tú a tú, al mismo nivel». Se me ocurre que el tono carmesí de la remolacha combina de maravilla con el veteado de la madera de la mesa. Al fin, tomo una rodaja del dichoso tubérculo, lo mojo en la salsa y reprimo las ganas de ponerme a trazar ochos con ella. Así que la muerdo. O más bien, me pongo a masticar sin pensar. El sabor me deslumbra como el primer rayo de sol en una mañana tórrida de agosto. Es fresco, terroso, húmedo, pero está cargado de energía e intensidad. Verdaderamente conmovedor, ¡aunque se trate de una humilde remolacha! El fondo que acompaña la hortaliza a modo de salsa es muy potente, equilibrado con una suave nota ácida, pero suave y puro al mismo tiempo. «Tiene que ser la mejor remolacha que haya en el mercado», explica Wagner, y señala el plato. «Este era el mejor ejemplar que he podido encontrar hoy a la venta». En palabras del cocinero Micha Schäfer, «habitualmente, no ponemos en el plato más que el producto básico y algo que le aporte un toque más sexy. ¡Nada más!». Lo admito, esta remolacha cumple esa norma a rajatabla.

De la cocina emana un discreto olor a fogata; están ahumando algo, para lo cual usan madera de haya traída desde la Selva Negra. Desde luego, tras experiencias como esta, queda clarísimo que el jamón dulce industrial, reconstituido a partir de restos de carne, azúcar y gelatina para después condimentarlo con aroma de humo salido de un laboratorio... sencillamente no puede competir. Si hablamos de sabor, yo estoy en el cielo y ese «jamón», en el sótano.

Desde 2018, el Nobelhart & Schmutzig figura entre los mejores 100 restaurantes del mundo. Es el primero que se hace hueco en la lista con una cocina alemana completamente autónoma. «En el futuro, Alemania no será solamente sinónimo de fútbol y salchichas», vaticina Wagner. «Hasta hoy, en el ámbito internacional, este país no se ha labrado una reputación de calidad por su cocina genuinamente propia. Pero ahora tenemos la oportunidad de darle la vuelta a la tortilla. Esa es la meta que nos esforzamos por alcanzar».

Epílogo

Para saber valorar la buena comida, no es preciso tener una estrella Michelin ni un salario de cinco dígitos. Todo el mundo puede entrenar su percepción gustativa a diario, aunque solo sea cuando nos tomemos esa cervecita al acabar la jornada laboral. La clave es abrir los sentidos y hacerlo en todas direcciones: prestar atención a los sonidos, a los aromas, a la sonrisa de un transeúnte… pueden parecer meros detalles, pero sin ellos, la experiencia no se vive por completo. Cuando condimentamos o salpimentamos, la cuestión no estriba en subir el volumen del sabor, sino en concederle más protagonismo a toda la escala de tonalidades y matices. Es cierto que el sentido del gusto se va apagando con el paso de los años, pero es posible descubrir y maravillarse con nuevos sabores toda la vida. A veces será una aventura, otras un enriquecimiento y siempre, en cualquier caso, merece la pena probar para formarnos nuestra propia opinión.

Se han publicado montones y montones de manuales con consejos alimentarios. La mayoría son totalmente superfluos si al comer nos prestamos atención a nuestras experiencias personales con el sabor y el paladar. Por eso, para terminar, solamente te daré un consejo: deja de hablar de calorías. Es mejor que te pongas a hablar sobre qué percibes al saborear.

Agradecimientos

Para redactar este libro he tenido que investigar muchísimo. Por eso me gustaría expresar mi gratitud más sincera y reconocer que estoy en deuda con los siguientes expertos, que han puesto a mi disposición sus experiencias, conocimientos y resultados de estudios y experimentos:

Maik Behrens, *Leibnitz Institut für Lebensmittel-Sistembiologie de la Universidad Politécnica de Múnich*; Peer Bork, *investigador sobre el microbioma en el Laboratorio Europeo de Biología Molecular (EMBL)*; Konrad Beyreuther, *investigador especializado en el síndrome de Alzheimer, Universidad de Heidelberg*; Christina Clement, *ecotrofóloga de la Clínica Universitaria de Friburgo de Brisgovia*; Hendrik Haase, *activista alimentario*; Harald zur Hausen, *investigador del cáncer y Premio Nobel, de la Universidad de Heidelberg*; Hanns Hatt, *investigador del sistema olfativo en la Universidad del Ruhr-Bochum*; Thierry Hennet, *de la Facultad de Medicina de la Universidad de Zúrich*; Sandra Hummel, *diabetóloga del Centro Helmholtz en Múnich*; Christian Jürgens, *cocinero del Restaurante Überfahrt en Rottach-Egern*; Karsten Kilian, *catedrático de* marketing *en la Escuela Superior de Wurzburgo-Schweinfurt*; Vincent Klink, *escritor, cocinero y propietario del Restaurante Wielandshöhe*; Petra Schling, *bioquímica de la Universidad de Heidelberg*; Daniel Schubert, *director de la Iniciativa EDEN (Evolution & Design of Environmentallyclosed Nutrition Sources – Diseño y evolución de fuentes de nutrición en entornos cerrados) en el Centro Aeroespacial Alemán (DLR)*; Micha Schäfer y Billy Wagner, *del Restaurante Nobelhart & Schmutzig de Berlín*; Petra Platte, *investigadora conductual de la Universidad de*

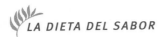

Wurzburgo; Bernd Weber, *del Centro de Economía y Neurociencias (CENs) de la Universidad de Bonn.*

Además, quiero darles las gracias a mis familiares y a Petra Eggers, Angela Gsell y a todo el personal de la Editorial Piper que ha puesto su granito de arena para que este libro sea una realidad y llegue a los lectores y lectoras.

Bibliografía

Capítulo 1

Pollan, M. "64 Grundregeln Essen. Essen Sie nichts, was ihre Großmutter nicht als Essen erkannt hätte." Múnich: Goldmann Verlag, 2011.
Versión en español: Pollan, Michael, "Saber comer: 64 reglas básicas para aprender a comer bien", Editorial Debate, 2012
Pollmer, U., "Zusatzstoffe von A bis Z, Was Etiketten verschweigen", Deutsches Zusatzstoffmuseum, 2017.
Hayes, J. E., Duffy, V. B. Revisiting Sugar-Fat Mixtures: Sweetness and Creaminess Vary with Phenotypic Markers of Oral Sensation, *Chemical Senses* 32 (2007), págs. 225-236.
Grimm, H.-U., "Die Suppe lügt: Die schöne Welt des Essens.", Múnich: Knaur, 2013.
Dollase, J. con Meister, C., "Wir werden regiert von Pommesbudenliebhabern", en la edición del diario *Die Welt* del 17. 04. 2016.
Zeug, K. 2014. "Wie die Lebensmittel-Industrie Zusatzstoffe tarnt." Revista *Der Spiegel*.

Capítulo 2

Weiler, J., "Maria, ihm schmeckt's nicht !", Berlín: Ullstein, 2016.
Bartoshuk, L. (1993), The biological basis of food perception and acceptance, *Neuroscience*, vol. 4, n.º. 1-2, págs. 21-32.
Breslin, P. (2013), An Evolutionary Perspective on Food and Human Taste, *Current Biology*, vol. 23, n.º. 9, 6. 5. 2013, págs. 409-418.
Behrens, M., Meyerhof, W. et. al. (2013), Genetic, Functional and Phenotypic Diversity in TAS2R38-Mediated Bitter Taste Perception, en *Chemical Senses*, vol. 38, Br. 6, págs. 475-484.
Meyerhof, W. et. al., The Molecular Receptive Ranges of Human TAS2R Bitter Taste Receptors, en: *Chemical Senses* 35 (2010), págs. 157-170.
Breslin, P., Champbell, M. C., Tishkoff, S. A. et. al. (2011), Evolution of Functionally Diverse Alleles Associated with PTC Bitter Taste Sensitivity in Africa, en *Molecular Biology and Evolution*, PMDI:24177185.
Davis, H. A. (2009) Genetics study: Africans have keener sensitivity to bitter tastes, en *Penn Current*, 02/09.
Kopp, v. D., Mühl, M., "Die Kunst des klugen Essens", Múnich: Hanser, 2016. Versión en español: von Kopp, D., Mühl, M., "La alimentación es la cuestión: 42 claves para comer de forma inteligente", Editorial Planeta, 2017

Brillat-Savarin, J. A. "Physiologie des Geschmacks", Leipzig: Insel Taschenbuch, 1979. Versión en español: Brillat-Savarin, J. A., "Fisiología del gusto", Editorial Trea, 2012

The Simpsons: Brécol https://www.youtube.com/watch ?v=JJfejLup_E0

Bush odia el brécol: https://www.youtube.com/watch ?v=VtSG_PDluPw

Clarke, J. D., et. al., Bioavailability and inter-conversion of sulforaphane and erucin in human subjects consuming Brokkoli sprouts or Brokkoli supplement in a cross-over study design, en *Pharmacol Res.* 2011 nov.; 64(5):456-63. doi: 10.1016/j.phrs. 2011.07.005. E-pub 26.07.2011

Nietzsche, F., Schlechta, K. (Hrsg.), "Werke in drei Bänden", Múnich: Carl Hanser Verlag, 1954. Versión en español: Nietzsche, F. Sánchez Meca, D. (ed.), "Obras completas de Nietzsche", Editorial Tecnos, 2016

Friebe, R., "Hormesis, Das Prinzip der Widerstandskraft, Wie Stress und Gift uns stärker machen". Múnich: Carl Hanser Verlag, 2016.

Mattson, M. P., Calabrese, E. J. (eds.), "Hormesis – A Revolution in Biology, Toxicology and Medicine", Springer, 2010.

Tishkoff, S., et. al. Evolution of functionally diverse alleles associated with PTC bitter taste sensitivity in Africa, en *Mol Biol Evol*, abr. 2012; 29(4):1141-53. doi: 10.1093/molbev/ msr293. E-pub 29 nov. 2011.

Tepper, B. J. et. al., Genetic sensitivity to the bitter taste of 6-n-propylthiouracil (PROP) and its association with physiological mechanisms controlling body mass index (BMI), en *Nutrients,* 27 ago. 2014; 6(9):3363-81. doi: 10.3390/nu6093363.

Tepper, B. J. et. al., Factors Influencing the Phenotypic Characterization of the Oral Marker, PROP, Nutrients. 23 nov. 2017; 9(12). pii: E1275. doi: 10.3390/nu9121275.

Epicuro: "Der weise Mann wählt nicht die größte Menge, sondern das wohlschmeckendste … Qualität vor Quantität" en Nickel, R. "Epikur: Wege zum Glück". Versión en español: Epicuro: "Así como el sabio no escoge los alimentos más abundantes, sino los más sabrosos, tampoco ambiciona la vida más prolongada, sino la más intensa"

Iannotti, L. L. et. al., Eggs in Early Complementary Feeding and Child Growth: A Rando-mized Controlled Trial; *Pedriatrics*, 2017. Jul. 2017, 140 (1) e20163459

Bartoshuk, L. M., Duffy, V. B. et. al., Association between 6-n-propylthiouracil (PROP) bitterness and colonic neoplasms, Dig Dis Sci. 2005 Mar; 50(3): 483-9.

Lutz, R., Die kleine Schule des Genießens kommt in die Jahre, » 15 Jahre Genussprogramm «. En: "Beiträge zur Euthymen Therapie". (Eds: Lutz, R.; Mark, N.; Bartmann, U.; Hoch, E.; Stark, F.-M.) Lambertus Verlag, Friburgo, 39-73.

Hayes, J. E., Duffy, V. B., Oral sensory phenotype identifies level of sugar and fat required for maximal liking, *Physiol Behav.* 2008 Sep 3; 95(1-2): 77-87.

Freeny, E., et. al., Genetic variation in taste perception: does it have a role in healthy, eating? *The Nutrition Society*, Vol. 70, n.º 1, Feb. 2011, págs. 135-143.

Carey, R. M., Adappa, N. D., Palmer, J. N., Lee, R. J., & Cohen, N. A. (2016). Taste Recep-tors: Regulators of Sinonasal Innate Immunity. *Laryngoscope Investigative Otolaryngology*, 1(4), 88-95. https://doi.org/10.1002/lio2.26

Shafaie, Y., Koelliker, Y., Hoffman, D. J., & Tepper, B. J. (2013). Energy intake and diet selection during buffet consumption in women classified by the 6-n-propylthiouracil bitter taste phenotype. *American Journal of Clinical Nutrition*, 98(6), 1583-1591. https://doi. org/10.3945/ajcn.113.058818

Vilgis, T., Geschmackswahrnehmung, Physikalisch-chemische Ansichten, en *Journal Culinaire*, n.º 7, (2008), págs. 19-28.

Baudelaire, Ch. "Die künstlichen Paradiese" (Les paradis artificiels), III. Kapitel. Múnich: Müller, 1925.

Baudelaire, Ch., "Los paraísos artificiales", Alianza Editorial, 2011

Capítulo 3

Frings, S., Müller, F., "Biologie der Sinne: Vom Molekül zur Wahrnehmung". Heidelberg: Springer, 2014

Linzetiat, W., "Ragout aus Handschuh" (Ragú de guantes), tomado de: "Die Jahreszeiten: ein Familienblatt aus Bayern zur nützlichen und angenehmen Unterhaltung, vorzüglich für gebildete Frauen, erwachsene Söhne und Töchter aller Stände", Erste Ausgabe, erster Band, erstes Heft, págs. 302, Augsburgo, 1831.

Aquí fue donde me sirvieron la exquisita ensalada de tomates en daditos: http://www.breadandroses.fr/

Descarga gratuita del estudio de tendencias Mintel Food & Drink Trends 2018: http://www.mintel.com/global-food-and-drink-trends/

Hatt, H., "Geschmack und Geruch, in Physiologie des Menschen", Heidelberg: Springer, 2017.

Busch-Stockfisch, M., "Sensorik kompakt: in der Produktentwicklung und Qualitätssicherung", Behrs Verlag, 2015.

Breslin, P. A., Spector, A. C., M,ammalian Taste Perception, *Current Biology* 18 (2008), R153.

Dunkel, A, Hofmann, T., Das Mundgefühl natürlicher Lebensmittel, Molekular-sensorische Erkenntnisse, *en Journal Culinaire*, n.º 7, (2008), págs. 10-19.

Pavlos, P. et. al., Evaluation of young smokers and non-smokers with Electrogustometry and Contact Endoscopy, BMC Ear, *Nose and Throat Disorders 2009*, 9: 9.

Rolls, B. J., Rolls, E. T., Rowe, E. A., How sensory properties of food affect human feeding behaviour, *Physiology and Behaviour* 29 (1982), 409-17.

Pioneers of cell receptor research share America's top prize in medicine, 26 abril 2007 *Albany Med*, Nueva York, 2007.

Lefkowitz, R. J., "Molecular Biology of Hormone and Drug Receptors in Health and Disease", Howard Hughes Medical Institute, 25 feb. 2016. http://www.mintel.com/press-centre/food-and-drink/mintelannounces-five-global-food-and-drink-trends-for-2018

Sommer, T., et. al. Identification of the Beer Component Hordenine as Food-Derived Dopamine D2 Receptor Agonist by Virtual Screening a 3D Compound Database, *Scientific Reports*, vol. 7, n.º art.: 44201 (2017).

Studie DLG 2018 disponible para descargar: https://www.dlg.org/fileadmin/downloads/food/Studien/Folder_Studie_ZFS_2017_IT.pdf

Wise, R. A., Role of Brain Dopamine in Food Reward and Reinforcement, *Philosophical Transactions of Royal Society* 361 (2006), págs. 1149-1158.

Thompson, R. F., "Das Gehirn, Von der Nervenzelle zur Verhaltenssteuerung", 3.ª ed. Heidelberg: Springer Verlag, 2016

Küstenmacher, W. T., "Limbi, Der Weg zum Glück führt durchs Gehirn". Fráncfort del Meno: Campus Verlag, 2014.

Van der Wal, R. C., & Van Dillen, L. F. (2013). Leaving a flat taste in your mouth. Task load reduces taste perception. *Psychological Science, 24*, 1277-1284.

Walker, M. P. et. al., The impact of sleep deprivation on food desire in the human brain, Nat Commun. 2013; 4: 2259.

Benedict, C., et. al., Acute sleep deprivation enhances the brain's response to hedonic food stimuli: an fMRI study. J Clin Endocrinol Metab. Mar. 2012; 97(3).

Dutton, D. G., Aron, A. P., Some evidence for heightened sexual attraction under conditions of high anxiety, *Journal of Personality and Social Psychology, 30*(4), 510-517.

Escena de la nevera, *Nueve semanas y media*: https://www.youtube.com/watch ?v=2E9akn-VGp6g&t=174s

Rozin, P., Schiller, D., The Nature and Acquisition of Chili Pepper Preference by Humans, Motivation and Emotion, 4 (1980), págs. 77-101.

Bajec, M. J., Pickering, G. J., DeCourville, N., Einfluss der Stimuliertemperatur auf die oro-sensorische Wahrnehmung und Variation mit dem Geschmacksphänotyp. *Chemosensorische Wahrnehmung*, 2012; DOI: 10.1007 / s12078-012-9129-5.

Skinner, M. et. al., Variation in thermally induced taste response across thermal tasters, *Phsychol Behav*. 1 mayo 2018, 188: 67-78.

Las últimas hipótesis sostienen que la fisiología de las papilas fungiformes y la coinervación de las fibras de los nervios facial y trigémino, que tienen conexión, sufren variaciones. La conexión permite que se activen mutuamente.

Pérez, K. T., Influence of temperature on taste perception, *Cellular and Molecular Life Sciences*, 64(4)377-81, 03/2007.

Wrangham, R., "Catching Fire: How Cooking Made Us Human", Nueva York: Basic Books, 2010. Versión en español: "En llamas: cómo la cocina nos hizo humanos", Capitán Swing, 2019.

Capítulo 4

Platte, P. et. al. (2013), Oral Perceptions of Fat and Taste Stimuli are Modulated by Affect and Mood Induction, PLOS one, págs. 6. 2013.

Kandel, E., Schwartz, J., "Neurowissenschaften, Eine Einführung". Spektrum Akademischer Verlag, 2012.

Versión en español: Kandl, E., Schwartz, J. "Principios de neurociencia", McGraw-Hill, 2001

Wansink, B., "Essen ohne Sinn und Verstand: Wie die Lebensmittelindustrie uns manipuliert", Fráncfort dle Meno: Campus Verlag, 2008.

Frank, M. E., Hettinger, T. P., What the Tongue Tells the Brain about Taste, *Chemical Senses*, vol. 30, n.º suppl_1, 1 enero 2005, págs. i68-i69

Dollase, J., "Geschmacksschule", Süddeutsche Zeitung Edition, Wiesbaden: Tre Torri Verlag, 2017.

Gassmann, M. Zuckerkiller sind weltweit unterwegs, *Die Welt*, edición del 13.0.6.106.

Seguias, L., Tapper, K., (2018), The effect of mindful eating on subsequent intake of a high calorie snack. *Appetite*, 1 feb. 2018; 121: 93-100.

Capítulo 5

Allen, J. S.: "The Omnivorous Mind, Our Evolving Relationship with Food". Londres: Harvard University Press, 2012.

Morad, R., Picky eating is in our nature, *OZY news*, 13 dic 2017.

Knaapila, A. et. al., Food neophobia shows heritable variation in humans, Physiology & Behaviour 91 (2007) 573-578.

Entrevista personal con Dennis Beaver el 14 de noviembre de 2017.

Loss, C., Migoya, F., Zellner, D., Innovation influences liking for chocolates among neophilic consumers, *Research Gate*, ago 2017.

Per Moller, Gesundes Essen zu mögen, kann man trainieren, entrevista publicada el 14 de noviembre de 2012, en el semanario DIE ZEIT.

Jürgen Dollase, Fett ist eine Delikatesse, entrevista publicada el 17 de abril de 2016, en el diario DIE WELT.

Capítulo 6

Hänig, David P.: Zur Psychophysik des Geschmackssinnes;. *Philosophische Studien,* 17, 1901.

Bartoshuk, L., Classical Blunders, *Association for Psychological Science*, marzo 2003.

Do birds help plants grow ? *UCSB Science Line*, 2015 01 13

Keitz, V., Anker in der Gebärmutter, US-Forscher finden Faktor für die Einnistung des Embryos, emisora de radio *Deutschlandfunk*, 17. 01. 2003.

Schwab, O., Unterzuckerung: Was passiert im Gehirn, *Diabetes-Eltern-Journal*, 2016; 9(2), págs. 16-18.

Podbregar, N., Fructose-heimlicher Krankmacher ?, *scinexx*, 06.10.2017.

Saad, A., Consuming too much fructose during pregnancy raises the child's risk for heart disease, *ScienceDaily*, 20 de abril de 2016.

Menella, J. A., Reed, R. D., Joseph, P. V., Individual Differences Among Children in Sucrose Detection Thresholds Relationship With Age, Gender, and Bitter Taste Genotype, *Nurs Res.* Ene 2016; 65(1): 3-12.

Drewnowski, A., Menella J. A., Johnson SL, Bellisle, F.: Sweetness and food preference. *J Nutr.* Junio 2012; 42 (6): 1142S-8S.

Soberg, S. et. al., FGF21 Is a Sugar-Induced Hormone Associated with Sweet Intake and Preference in Humans, *Cell Metab.* 2 de mayo de 2017; 25(5): 1045-1053.

Stress Hormone Receptors Localiszed in Sweet Taste Cells, *Nota de prensa del Monell Chemical Senses Center* de 3 de junio de 2014.

Meier, B. et. al., People with a sweet tooth have sweeter dispositions, *Science Daily*, 23 de noviembre de 2011.

Las bayas mágicas africanas de la miraculina: https://www.youtube.com/watch ?v=0sbGg31R-J3w

Chandrashekar, J., et. al., The Taste of Karbonation, *Science*. 16 de octubre 2009; 326(5951): 443-445.

Heady, L., How the tongue tastes sour, *nature International weekly journal of science*, 23 de Agosto de 2006.

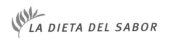
Probando las chucherías más ácidas del mundo: https://www.youtube.com/watch ?v=6daw-vDtvJjY

Berres, I., Kann der Körper übersäuern? *Der Spiegel*, edición de 09.08.2016.

Stiftung Warentest entlarvt gefährliche Salzbomben, diario *Die Welt* del 30.03.2012.

Essen Astronauten zu viel Salz? Deutsches Zentrum für Luftund Raumfahrt: https://www.dlr.de/next/desktopdefault.aspx/tabid-6693/10979_read-25074/

Rakova, N., et. al., Increased salt consumption induces body water conservation and decreases fluid intake, *The Journal of Clinical Investigation*, 17 de abril, 2017.

Heany, R. P., Potassium Intake and the Kalzium Economy, *Journal of the American College of Nutrition* Vol. 24, 2005-N.º 2.

Viel Salz erhöht das Krebsrisiko, *Ärzte Zeitung*, 09.01.2004. https://www.hsph.harvard.edu/nutritionsource/salt-and-sodium/sodium-health-risks-and-disease/

No Salt Restaurant: http://labtokyo.jp/nosalt/en

El tenedor eléctrico: https://www.youtube.com/watch ?v=95rrDcdctlE

Von Kopp, D. Kochen in der Champions League, *Blog food affair del diario Frankfurter Allgemeine Zeitung*, 06 de julio de 2016.

Harms, C., et. al., Der Geschmack der Verliebtheit, Eine biochemische Analyse verliebter Geschmackssensoren, *labor&more*, 4.2013.

Kenzo Kurihara, KUmami the Fifth Basic Taste: History of Studies on Receptor Mechanisms and Role as a Food Flavor Biomed Res Int. 2015; 2015: 189402.

Beauchamp, G., Sensory and receptor responses to umami: an overview of pioneering work, Am J Clin Nutr. Sep. 2009; 90(3): 723S-727S.

Diccionario de Astérix (en alemán), Garum: https://www.comedix.de/lexikon/db/garum_lupus.php

Süßkind, P. Das Parfüm: Die Geschichte eines Mörder, Zürich: Diogenes Verlag, 1994.

Versión en español: Süßkind, P. "El perfume", Barcelona: Seix Barral, 2001.

Receta del "Garum-Sociorum de Vincent" publicada con la amable autorización de Vincent Klink

Piggot, S., The great parmesan rescue: Why the superb Italian cheese is worth saving, diario *The Independent* UK, 22 de noviembre de 2012.

Rätsel um Tomatensaft gelöst, *Presseinformation des Fraunhofer-Institut für Bauphysik*, 15.02 2010.

Gosney, M. A., Ageing and Taste, *Proceedings of the Nutrition Society*, 71(4) pp. 556-565.

Behrens, M., Meyerhof, Bitter taste receptors and human bitter taste perception, Cellular and Molecular Life Sciences CMLS 63(13): 1501-1509. Julio de 2006.

Czichos, J., Vorteil für Bitterschmecker, *Wissenschaft aktuell*, 9 de octubre de 2012.

Cohen, N. A., Douglas, J. E., Taste Receptors Mediate Sinonasal Immunity and Respiratory Disease. Int J Mol Sci. *2017* Feb 17; 18(2).

Cohen, N., Lee, R. J., The Emeriging Role of the Bitter Taste Receptor T2R38 in Upper Respiratory Infection and Chronic Rhinosinusitis, *American Journal of Rhinology and Allergy* 27 (2013), págs. 283-286.

Breslin, P., Champbell, M. C., Tishkoff, S. A. et. al. (2011), Evolution of Functionally Diverse Alleles Associated with PTC Bitter Taste Sensitivity in Africa, *Molecular Biology and Evolution*, PMDI: 24177185.

Hammering, A., "Gut, Besser, Bitter, Bitterstoffe – die geheimen Energiespender", Múnich: Südwest Verlag, 2016.

Holmes, B., "Geschmack, Gebrauchsanweisung für einen vernachlässigten Sinn", Múnich: Riemann Verlag, 2016.

Toelstede S., Dunkel A., Hofmann T., A series of kokumi peptides impart the long-lasting mouthfulness of matured Gouda cheese. J Agric Food Chem. 25 de febrero de 2009; 57(4): 1440-8.

Motonaka, K, Miymamura, Mechanism of the Perception of Kokumi Substances and the Sensory Characteristics of the Kokumi Peptide, Gamma-Glu-Val-Gly, *Flavour* 4 (2015), págs. 11.

Kopp, von, D. Machen Fette wirklich schlank? *Blog food affair del diario Frankfurter Allgemeine Zeitung,* 17.08.2016.

Mattes, R. D., Is There a Fatty Acid Taste? *Annual Review of Nutrition* 29 (2009): 305-327.

Mattes, R. D., Running, C. A., Craig, B., Oleogustus: The unique Taste of Fat, *Chemical Senses* 40 (2015), págs. 507-516.

Mizushige T., I oue K, Fushiki T., Why is fat so tasty? Chemical reception of fatty acid on the tongue. J Nutr Sci Vitaminol (Tokio). Febrero 2007; 53(1): 1-4.

Entrevista con Maik Behrens, del Deutsches Institut für Ernährungsforschung, Potsdam. Agosto de 2018.

Schubert, A. Schädliche Transfette im Essen vermeiden, *NDR Ratgeber,* 28.08.2018.

Bonen, A., et. al. The fatty acid transporter FAT/CD36 is upregulated in subcutaneous and visceral adipose tissues in human obesity and type 2 diabetes. Int J Obes (Lond). Junio de 2006; 30(6): 877-83.

García, O. P., et. al. Impact of Micronutrient Defiencies on Obesity, *Nutrition Reviews,* 67 (2009), págs. 559-572.

Wise, R. A., The Neurobiology of Food Craving, in Hetherington, M. (Hg.), Food Cravings and Addiction, Leatherhead 2001.

Almer, D., Legenden: Ferdinand Point, *Rolling Pin Magazin* 208. 29 de junio de 2017.

Capítulo 7

Entrevista con Vincent Klink en julio de 2018, en el restaurante Wielandshöhe de Stuttgart.

Klink, V., Wo das Essen zum Himmel stinkt, diario *Hamburger Abendblatt,* 12.03.2015.

Hatt, H., Dee, R., "Das kleine Buch vom Riechen und Schmecken", Kauns-Verlag, 2012.

Segnit, N. "Der Geschmacksthesaurus", Berlín: Piper Verlag, 2011.

Versión en español: Segnit, N. "La enciclopedia de los sabores", Editorial Debate, 2018

Müller-Grünow, R., "Die Geheime Macht Der Düfte, Warum wir unserem Geruchssinn mehr vertrauen sollten", Hamburgo: Edel Books, 2018.

Hummel, T., Bojanowski, V., Retronasal Perception of Odors, *Physiology & Behaviour* 107 (2012), págs. 484-487.

Producción de mentol de BASF: http://presseservice.pressrelations.de/pressemitteilung/die-kuehle-frische-von-menthol-500336.html.

Callaway, E., Soapy taste of coriander linked to genetic variants, *Nature,* 12 de septiembre de 2012.

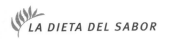
Selengut, B., "How to Taste: The Curious Cook's Handbook to Seasoning and Balance, from Umami to Acid and Beyond", Seattle: Sasquatch Books, 2018.

Heimat- und Kulturverein Lorsch, e. V., (ed.) Das Lorscher Arzneibuch: Klostermedizin in der Karolingerzeit. Ausgewählte Texte und Beiträge, Lorsch, 1989.

Gollmer, R., (ed.) "Das Apicius Kochbuch aus der römischen Kaiserzeit", Regionalia Verlag, 2013.

Versión en español: Attilio A. del Re (ed.), Marco Gavio Apicio, "De Re Coquinaria: antología de recetas de la Roma Imperial", Valladolid: Alba Editorial, 2006

Bundeinstitut für Risikobewertung, Fragen und Antworten zu Cumarin in Zimt und anderen Lebensmitteln, 27 de septiembre de 2012.

Aggarwal, B. B. "Heilende Gewürze: Wie 50 heimische und exotische Gewürze Gesundheit erhalten und Krankheiten heilen können", Narayana Verlag, 3.º ed. 2014.

Allen, R. W., et. al., Cinnamon Use in Type 2 Diabetes: An Updated Systematic Review and Meta-Analysis, Ann Fam Med. Septiembre 2013; 11(5): 452-459.

Madzharov, A., The impact of coffee-like scent on expectations and performance, *Journal of Environmental Psychology*, vol. 57, junio de 2018, págs. 83-86.

Capítulo 8

Joy V. Browne, Chemosensory Development in the Fetus and Newborn, *Newborn & Infant Nursing Reviews*, diciembre de 2008. 183-190.

Mennella, J. A., Development of food preferences: Lessons learned from longitudinal and experimental studies, *Food Qual Prefer.* Octubre de 2006; 17 (7-8): 635-637.

Gerrish CJ, Mennella JA. Flavor variety enhances food acceptance in formula-fed infants. *American Journal of Clinical Nutrition.* 2001; 73: 1080-1085.

Skinner JD, Carruth BR, Wendy B, Ziegler PJ. Children's food preferences: a longitudinal analysis. *Journal of the American Dietetic Association.* 2002; 102: 1638-1646.

Von Kopp, D. Haben gestillte Kinder bessere Chancen? *Blog food affair del diario Frankfurter Allgemeine Zeitung,* 8 de junio de 2016.

Entrevista con el catedrático Thierry Hennet, Institut für Physiology, de la Universidad de Zúrich, en mayo de 2016.

Capítulo 9

JG Universität Mainz, nota de prensa del 2.12.2009: Beleuchtung beeinflusst den Geschmack von Wein Psychologisches Institut weist Einfluss von unterschiedlich farbigem Umgebungslicht auf die Beurteilung eines Weins nach.

Spence, C. Gastrophysics, The New Science of Eating, London: Penguin Random House, 2017.

Versión en español: Spence, C. "Gastrofísica: la nueva ciencia del a comida", Paidós Ibérica, 2017

Shepard, G. M., Smell images and the flavour system in the human brain, *Nature*, 444, 316, 2016.

Shepherd, G. M., "Neurogastronomy: How the Brain Creates Flavor and Why it Matters", Nueva York: Columbia Univers. Press, 2013.

Von Kopp, D. Mühl, M., "Die Kunst des klugen Essens", Múnich: Hanser, 2016.

Wansink, B., Geier, B., Rozin, P., Red potatoe chips: Segmentation cues can substantilly decrease food intake, *Health Psychology* 31, (2012), 398-401.

Capítulo 10

Entrevista con Petra Schling, Biochemisches Zentrum, Universität Heidelberg, Agosto de 2016.

Von Kopp, D., Die Low-Carb Falle, *Blog food affair del diario Frankfurter Allgemeine Zeitung*, 31 de agosto de 2016.

Stiftung Warentest Fett, Salz, Kalorien: Der große Fertigpizza-Test, diario *Münchner Abendzeitung*, de Verena Lehner, 11.05.2015.

Matissek, R., Baltes, W., "Lebensmittelchemie", 8.ª ed. Heidelberg: Springer Verlag, 2015. Versión en español: Baltes, W. "Química de los alimentos", Editorial Acribia, 2007

Markus, H. Affective and Cognitive Factors in Preferences, *Journal of Consumer Research* 9, (1982), págs. 123-131.

https://www.wiwo.de/technologie/forschung/zuechtung-sohaben-sich-unsere-nahrungspflanzen-veraendert/10862114.html

Gardener H, Rundek, T. Wright CB, Elkind MS, Sacco, R. I.: Dietary Sodium and risk of stroke in the Northern Manhattan study. *Stroke*. Mayo de 2012, 43(5): 1200-5.

Schiffman, S. S., Graham, B. G.: Taste and Smell perception affect appetite and immunity in the elderly. *Eur J Clin Nutr*. Junio de 2000; 54 Suppl. 3: págs. 54-63.

Tiemann, F., Über das Coniferin und seine Umwandlung in das aromatische Princip der Vanille *Berichte der deutschen chemischen Gesellschaft* 7(1): 608-623. Enero 2006

Hanns Hatt Vortag, Die Macht der Düfte, *Lauretate Forum Foundation*, Heidelberg, 12.04.2018.

Fuller, T., et. al. In Asia's Fattest Country, Nutritionists Take Money From Food Giants, diario *New York Times*, 23 de diciembre de 2017. https://www.euromonitor.com/Malaysia

Dunkin'Donuts, Flavour Radio. https://www.youtube.com/watch ?v=kmrc8ZJld8A

Anzmann, S. L. Rollins, B. Y., Birch, L. L., Parental Influence on Children's Early Eating Environments and Obesity Risk: Implications for Prevention, *International Journal of Obesity* 34(20110): 1116-1124.

Langhans, W., Geary, N., Rolls, E. T., Smell,Taste, Texture and Temperature Multimodal Representations in the Brain and Their Relevance to the Control of Appetite, *Nutrition Reviews* 62 (2004): págs. 193-205.

Krishna, A., Schwarz, N., Sensory marketing, embodiment, and grounded cognition: A review and introduction. *Journal of Consumer Psychology* 24(2): 159-168. Abril de 2014.

Herz, R., "Why You Eat What You Eat: The Science Behind Our Relationship with Food", Nueva York: W. W. NORTON & Co, 2017.

Herz, R. S., Odor-evoked memory, J. Decety and J. Cacioppo, eds., *The Oxford Handbook of Social Neuroscience*, Nueva York: Oxford University Press, (2011), 265-76.

Peterson, H., Why The Smell Of Abercrombie Stores Gives Shoppers Anxiety, *Business Insider*, 31 de mayo de 2014.

Fabricant, F., Can Eager Appetite Be Sated by Smelling Food?, diario *The New York Times*, Archive, 1997.

Freedman, P., "Essen, Eine Kulturgeschichte des Geschmacks", Darmstadt: Primus Verlag, 2017.

Versión en español: Freedman, P. "Gastronomía: la historia del paladar", Publicacions de la Universitat de València, 2009

Santtini, L., "Umami, Die Entdeckung des perfekten Geschmacks, Das Kochbuch". Colonia: Edition Fackelträger, 2016.

Perlmutter, D., Brain Maker, The Power of Gut Microbes to Heal and Protect Your Brain – for Life, Boston: Little, Brown and Companie, 2015.

Versión en español: Perlmutter, D. "Alimenta tu cerebro: el sorprendente poder de la flora intestinal para sanar y proteger tu cerebro de por vida", Random House Español, 2015

van Dammen L, et. al., Effect of a lifestyle intervention in obese infertile women on cardiometabolic health and quality of life: A randomized controlled trial. *PLoS One*. 11 de enero de 2018; 13(1): e0190662.

Roseboom, T. J., et. al., Postnatal acute famine and risk of overweight: the dutch hungerwinter study, Int J Pediatr. 2012; 2012: 936509.

Ambeskovic M., Roseboom T. J., Metz G. A. S., Transgenerational effects of early environmental insults on aging and disease incidence., *Neurosci Biobehav Rev.* 12 de Agosto de 2017. pii: S0149-7634(16)30714-X.

Vickers M. H., Early life nutrition, epigenetics and programming of later life disease, *Nutrients*. 2 de junio de 2014; 6(6): 2165-78.

Verbraucherzentrale, nota del 24 07.2017, Endlich Klartext bei Nahrungsergänzungsmitteln. Nota de prensa de Foodwatch del 18.02.2011.

Liebram, C., Weniger isst mehr, diario *Die Welt*, 12.02.2013.

Freund, M., Das große Geschäft mit den Wellness-Pillen, diario *Handelsblatt*, 10.04.2017.

Ristow, M. et. al. Antioxidants prevent health-promoting effects of physical exercise in humans. *PNAS*, 26 de mayo de 2009, 106 (21) 8665-8670.

Watts, G., Sugar and the heart: old ideas revisited, *BMJ* 2013; 346:e7800.

Leslie, I., Die Zucker-Verschwörung, diario *Zeit online*, 05 de mayo de 2016.

Yudkin, J. Pure, White, Deadly. Basu S., Yoffe P., Hills N., Lustig R. H. The relationship of sugar to population-level diabetes prevalence: an econometric analysis of repeated cross-sectional data. *PLoS One*. 2013; 8(2): e57873.

Qin, C. et. al., Associations of egg consumption with cardiovascular disease in a cohort study of 0.5 million Chinese adults. *Heart*. 21 de mayo de 2018. pii: heartjnl-2017–312651.

Alexander, D. D., et. al., Meta-analysis of egg consumption and risk of coronary heart disease and stroke. *J Am Coll Nutr.* 2016; 35: 704-16.

Deutsche Gesellschaft für Ernährung: https://www.dge.de/presse/pm/was-sie-schon-immer-ueber-fette-wissen-wollten-1/

Friebe, R., Der Eiweiß-Effekt, entrevista con David Raubenheimer en el diario *Frankfurter Allgemeinen Sonntagszeitung*, 01.08.2004, n.º 31/pág. 50.

Simpson, S. J., Raubenheimer, D., Obesity: the protein leverage hypothesis. *Obes Rev.* Mayo de 2005; 6(2): 133-42.

Lim, J., et. al., Humans Can Taste Glucose Oligomers Independent of the hT1R2/hT1R3 Sweet Taste Receptor *Chemical Senses*, vol. 41, n.º 9, 1 de noviembre de 2016, págs. 755-762.

Grzegorek, K., Warum der Zuckersirup zum Problem warden könnte, *ÄrzteZeitung online*, 19.10.2017.

Deutsche Diabetes Hilfe, nota de prensa del 29.09.2017. Isoglukose: Zuckersirup-Schwemme erwartet.

Jastreboff, A. M., et. al., Altered Brain Response to Drinking Glucose and Fructose in Obese Adolescents. Diabetes. 2016 Jul; 65(7): 1929-39. doi: 10.2337/db15–1216. E-pub 5 de abril de 2016.

Worm N., "Volkskrankheit Fettleber: Verkannt – verharmlost –heilbar", Múnich: Riva-Verlag: 2016.

Die zehn größten Zuckerfallen im Essen, diario *Handelsblatt*, online 29.04.2016.

Pase, M., Sugar beverage intake and preclinical Alzheimer's disease in the community, *Alzheimer's&Dementia*, septiembre de 2017, vol. 13, n.º 9, págs. 955-964.

Windmüller, G., Das könnte die tägliche Diät-Limo mit deinem Gehirn machen, diario *Die Welt*, 25.04.2017.

Gómez-Pinilla, F., Jiménez-Maldonado, A., et. al. Short-term fructose ingestion affects the brain independently from establishment of metabolic syndrome, Biochimica et Biophysica Acta (BBA) – Molecular Basis of Disease, vol. 1864, n.º 1, enero de 2018, págs. 24-33.

Ruff, J. S., Compared to Sucrose, Previous Consumption of Fructose and Glucose Monosaccharides Reduces Survival and Fitness of Female Mice, *The Journal of Nutrition*, vol. 145, n.º 3, 1 de marzo de 2015, págs. 434-441.

Flöel, A. et. al. Higher glucose levels associated with lower memory and reduced hippocampal microstructure. *Neurology*. doi: 10.1212/01.wnl.0000435561.00234.ee; 23 de octubre de 2013.

Tabla sobre índice glucémico tomada de la Universidad de Sídney: www.glycemicindex.com

Katz, D. et. al. Carbs: It's the Sources that Matter, *MEDPAGEtoday*, 13 de septiembre de 2018.

Seidelmann, S. B., et. al., Dietary carbohydrate intake and mortality: a prospective cohort study and meta-analysis, *The Lancet*, vol. 3, n.º 9, Pe419-e428, 1 de septiembre de 2018.

Matissek, R., Baltes, W., "Lebensmittelchemie", 8.ª ed. Heidelberg: Springer Spektrum, 2016. Versión en español: Baltes, W. "Química de los alimentos", Editorial Acribia, 2007

Capítulo 11

Spork, P., "Gesundheit ist kein Zufall, Wie das Leben unsere Gene prägt", Deutsche Verlags-Anstalt; Auflage: 4, 2017.

Monell Chemical Center, Bitter or sweet? How taste cells decide what they want to be. *ScienceDaily*, 21 de junio de 2017.

Zhang, J., et. al., Molecular evidence fort he loss of three basic tastes in penguins, *Current Biology*, vol. 25, n.º 4, PR41-R142, 16 de febrero de 2015.

Griffiths R. C. & Tavaré S. The age of a mutation in a general coalescent tree. Commum. Statist.-stochastic Models 14, 273-295 (1998).

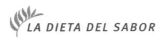

Fujikura, K., Multiple loss-of-function variants of taste receptors in modern humans, Sci Rep. 2015; 5: 12349.

Li X. et al. Pseudogenization of a sweet-receptor gene accounts for cats' indifference toward sugar. *PLoS Genet.* 1, 27-35 (2005).

Thoreau, Walden: oder Leben in den Wäldern, dtv Verlagsgesellschaft, 1999. Versión en español: Thoreau H. D., "Walden", Errata Naturae, 2013

Albrecht, J., Neue Sorten, Fruchtbare Gräser, Wundersame Knollen, en *Frankfurter Allgemeine Quarterly*, Invierno 2017, edición 05, pág. 85.

Hartman, B., Google Futurist Ray Kurzweil Takes 100 Pills Daily To Live Forever, *LongevityFacts*, actualizado el 2/28/2018.

Riviére, Ph., And if you want to live forever, *le monde diplomatique*, enero de 2010.

La máquina de comer de Chaplin en *Tiempos modernos*: https://www.youtube.com/watch?v=n_1apYo6-Ow

Gallagher, M., USDA Defines Food Deserts, *Nutrition Digest*, vol. 38, n.º 2, 2016.

O'Keefe SJ, Diet, microbiota, and microbial metabolites in colon cancer risk in rural Africans and African Americans. Am J Clin Nutr. 2013 Jul; 98(1): 111-20.

O'Keefe S. J., et. al. Fat, fibre and cancer risk in African Americans and rural Africans, Nat Commun, 28 de abril de 2015; 6: 6342.

Enders, G., "Darm mit Charme", Berlín: Ullstein, 2014. Versión en español: Enders, G. "La digestión es la cuestión", Urano, 2015

Capítulo 12

Reno, T. "The clean eating diet book", *Robert Kennedy Publishing*, 2007. https://www.ifd-allensbach.de/fileadmin/AWA/AWA2018/Codebuchausschnitte/AWA2018_Codebuch_Essen_Trinken.pdf

Plag, C., Tim Raue, sobre el Clean Eating, Ich bin ein schwerer Zuckerjunkie, diario *Frankfurter Allgemeine Zeitung*, 08.02.2018.

Redzepi, R., "Noma-Time and Place in Nordic Cuisine", Londres: Phaidon Press Limited, 2010. Versión en español: Redzepi, R. "Noma: Tiempo y espacio en la cocina nórdica", España: Phaidon Press Limited, 2011

Nilsson, M.: "Fäviken". Londres: Phaidon Press Limited, 2012. Versión en español: Nilsson, M.: "Fäviken". España: Phaidon Press Limited, 2013.

Gilmore, P. "Quay, nature based cuisine", Matthes Verlag GmbH, 2012.

Conversación con Hendrik Haase, Ijoma Mangold y otras personas acerca de la carne, Berlín, agosto de ..<2016. https://www.kumpelundkeule.de/Entrevista con Billy Wagner, Nobelhart&Schmutz

Índice temático

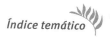

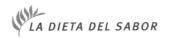